BRUSTVERKLEINERUNG

BRUSTVERKLEINERUNG

Edvin Turkof & Elis Sonnleitner

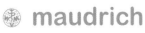

BIBLIOGRAFISCHER NACHWEIS

Hinweis
In diesem Buch findet der/die LeserIn Informationen und Ratschläge, die von den Autoren nach bestem Wissen und Gewissen ausgewählt wurden. Es muss jedoch klar sein, dass die Lektüre des Buches die medizinische Betreuung nicht ersetzen kann. Aus diesem Grund lehnen die Autoren und der Verlag jede Haftung für jede Art von Schäden ab, die sich nach dem Gebrauch oder dem fehlerhaften Gebrauch der in diesem Buch beschriebenen Hinweise und Operationsmethoden ergeben. Ebenso wird festgehalten, dass alle fotografischen Abbildungen ohne Ausnahme von PatientInnen stammen, die Univ.-Prof. Dr. Turkof operiert hat und dass die Ergebnisse nicht nachbearbeitet wurden. Univ.-Prof. Dr. Turkof stellt ebenso fest, dass die Bilder zur Aufklärung des Laienpublikums dienen und reguläre Operationsergebnisse darstellen. Keinesfalls soll der Eindruck vermittelt werden, dass solche Ergebnisse von anderen Operateuren nicht zu erzielen sind.

Alle Rechte, auch die des auszugsweisen Abdrucks oder der Reproduktion einer Abbildung, sind vorbehalten. Das Werk einschließlich aller seiner Teile ist urheberrechtlich geschützt.

Jede Verwertung ohne Zustimmung des Verlages ist unzulässig. Dies gilt insbesondere für Vervielfältigungen, Übersetzungen, Mikroverfilmungen und die Einspeicherung und Verarbeitung in elektronischen Systemen.

Bibliografische Information der Deutschen Nationalbibliothek
Die Deutsche Nationalbibliothek verzeichnet diese Publikation in der Deutschen Nationalbibliografie; detaillierte bibliografische Daten sind im Internet über http://dnb.d-nb.de abrufbar.

Copyright © 2010 Wilhelm Maudrich Verlag, Wien
Verlag für medizinische Wissenschaften

Design und Satz: Büro X Wien
Illustrationen: Helmut Dolznig
Fotos: Klaus Vyhnalek (AutorInnen), Edvin Turkof (PatientInnen)
Schutzumschlag (Foto): © mickmorley/photocase
Cover (Gemälde): Marcantonio Franceschini (1648–1729),
Die Geburt des Apollo und der Diana, 1692/98, Öl auf Leinwand,
175 x 210 cm, © Sammlungen des Fürsten von und zu Liechtenstein,
Vaduz–Wien
Beratung: Mensalia GmbH, Wien
Druck: Holzhausen Druck + Medien, Wien
Printed in Austria

Wir bedanken uns sehr herzlich beim Liechtenstein Museum, Wien
für die Bildlizenzen unserer Cover.
www.liechtensteinmuseum.at

ISBN 978-3-85175-891-7

„DER ZAUBER, DER MIT DER ERFINDUNG UND VERBREITUNG
DES GROSSEN SPIEGELS INS LEBEN GERUFEN WURDE,
BESCHERT UNS AM ENDE DIE ÄSTHETISCHE CHIRURGIE.

DEN EINEN, DEN APOKALYPTIKERN UNTER UNS,
ERSCHEINT DIES ALS MONSTRÖSE ENTWICKLUNG,
ALS WEITERES INDIZ FÜR DEN VERFALL DER ‚WAHREN'
WERTE ABENDLÄNDISCHER KULTUR;

DIE ANDEREN, DIE INTEGRIERTEN,
MEIST WENIGER THEORETISCH BESCHLAGEN,
REALISIEREN INZWISCHEN DIE NEUEN
MÖGLICHKEITEN DER LEBENSGESTALTUNG
MIT UNBEFANGENER LEICHTIGKEIT.

GIBT ES EIN KRITERIUM,
DAS ZWISCHEN BEIDEN POSITIONEN VERMITTELT?
PASOLINIS ANTWORT AUF DIESE FRAGE LAUTET: GLÜCK.

DAS WAS WIRKLICH ZÄHLT – IST DAS ETWA NICHT DAS GLÜCK?
WOFÜR MACHT MAN DENN DIE REVOLUTION
(UND SEI ES BLOSS EINE SCHÖNHEITSREVOLUTION, ANM. D. VERF.),
WENN NICHT UM GLÜCKLICH ZU SEIN?"

Otto Penz, „Schönheit des Körpers", 1995

CURRICULA VITAE

EDVIN TURKOF

Univ.-Prof. Dr. Edvin R. Turkof, geboren 1956 in Wien, promovierte 1982 in Wien zum Doktor der Medizin. Facharztausbildung an der Abteilung f. Plastische und Rekonstruktive Chirurgie am AKH-Wien (Prof. H. Millesi). Habilitation 1996. 1997 Ernennung zum außerordentlichen Universitätsprofessor. 1997 Eröffnung der Privatordination, Arbeitsschwerpunkte Ästhetische Chirurgie, Chirurgie der peripheren Nerven, Brustchirurgie und Mikrochirurgie.

Zahlreiche wissenschaftliche Projekte und Publikationen im In- und Ausland (USA, Ägypten, Ukraine, Indien, Nepal). Billroth-Preis der Österreichischen Ärztekammer, Peat-Prize der Indischen Gesellschaft für Plastische Chirurgie.

Setzen innovativer Akzente in der Ästhetischen Chirurgie durch intensive Fortbildung bei internationalen Größen in Chicago, Lissabon, Montpellier, Paris, Brüssel, München, Garmisch Partenkirchen, Tel-Aviv, Bombay. 1999 Einführung der vibrationsassistierten Fettabsaugung in Wien, 2002 der Tränensack- und Augenringkorrektur mit der Fettumschlagsplastik, 2006 des Midface-Liftings.

Seit 2002 Lehrvorträge über ästhetisch-chirurgische Operationstechniken auf internationalen Kongressen und Workshops.

ELIS SONNLEITNER

Mag.ª phil. Elis Sonnleitner, geboren 1977 in Villach, ist akademisch ausgebildete Übersetzerin und Dolmetscherin. Studium am Zentrum für Translationswissenschaft der Universität Wien sowie an der DCU Dublin (Abschluss April 2005). Kernarbeitsbereiche stellen neben dem Übersetzen vor allem Textproduktion und Textoptimierung dar.

Elis Sonnleitner schreibt, lebt und arbeitet in Wien.

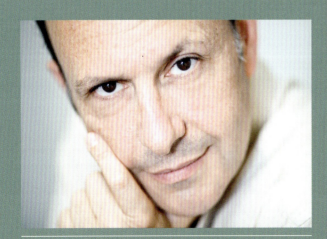

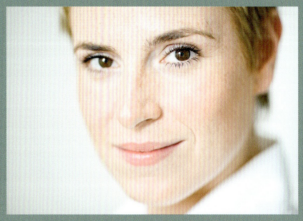

LIEBE LESERINNEN UND LESER

Seitdem Internet, Boulevardpresse, Radio und Fernsehen immer häufiger über „Schönheitschirurgie" berichten, sind wir mit dem Problem konfrontiert, dass Ratsuchende mit halbrichtigem Wissen in die Ordination kommen und Operationen wünschen, deren Zweckmäßigkeit und Realisierbarkeit nicht immer gegeben sind.

Ebenso finden sich regelmäßig Medienberichte über sogenannte „neue" oder „vereinfachte" Eingriffe, deren Effektivität seitens des/r RedakteurIn nicht geprüft wurde. Weder kann ein korrektes Facelifting in der Mittagspause durchgeführt werden, noch ist es vertretbar, eine Brustvergrößerung mit Implantaten in örtlicher Betäubung durchzuführen; mit Botox wird nichts „unterspritzt", und die Fett-weg-Spritze kann eine Fettabsaugung nicht ersetzen.

Bagatellisierende oder schlichtweg falsche Berichterstattung führt zu Fehlinformationen und gefährlicher Unterschätzung der gewünschten Operation: Ein ästhetischer Eingriff darf keinesfalls verharmlost werden.

Ich versuche meine PatientInnen umfassend aufzuklären, weil dies für mich die Voraussetzung für das Vermeiden böser Überraschungen und falscher Erwartungen ist. Das schulterklopfende „Das machen wir schon …" ist nicht meine Form der Beratung.

Das vorliegende Buch soll Ihnen allgemein verständliche, nachvollziehbare und anschauliche Information übermitteln.

Wir hoffen, dass der Umfang des Buches Sie nicht abschreckt, sondern vielmehr dazu beiträgt, alle wichtigen Fragen zu beantworten. Je besser PatientInnen über eine ästhetisch-chirurgische Operation Bescheid wissen, umso sicherer finden sie den geeigneten Arzt.

Ästhetische Chirurgie ist fast nie medizinisch indiziert, daher betrachte ich meine Tätigkeit in erster Linie als Dienstleistung. Exzellentes Service ist unerlässlich, Korrekturen von woanders misslungenen Eingriffen stellen keine Belastung, sondern eine Herausforderung dar, 24-stündige Erreichbarkeit nach einer Operation ist selbstverständlich.

Wir hoffen, dass dieses Buch für Sie interessant und informativ ist.

Edvin Turkof & Elis Sonnleitner

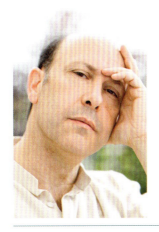
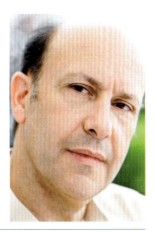
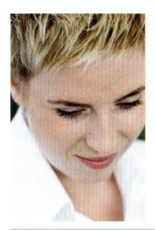
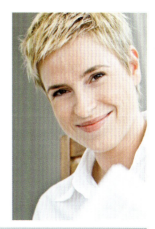

INHALT

	Herzensangelegenheit	10
	Interview	14
I	Einleitung	17
II	Geschichtliche Entwicklung der Brustverkleinerung	21
III	Medizinische Grundlagen	25
	1. Anatomie und Physiologie der weiblichen Brust	27
	2. Verlauf des Hautschnitts	30
	3. Blutversorgung des Mammillen-Areola-Komplexes (MAK): gestielte und freie Techniken	33
	4. Mobilisierung des verbleibenden Gewebes	39
	5. Bildung eines inneren BHs (Dermissuspension)	40
IV	Was ist für die Patientinnen wichtig?	41
	1. Reduktion der Gewichtsbelastung	42
	2. Sensibilität des MAK	42
	3. Stillfähigkeit	43
	4. Form und Aussehen der Brust	43
	5. Dauerhaftigkeit des Operationsergebnisses	43
	6. Narbenverlauf (Kleidung)	43
	7. Narbenqualität	44

V	Die Operation im Detail	45
VI	OP-Vorbereitung, OP-Verlauf, Spitalsaufenthalt	63
VII	Nachsorge – Was ist nach der Operation zu beachten?	65
	1. Nachsorge	66
	2. Langzeitergebnisse	67
VIII	Was kann alles schiefgehen? Risiken und Komplikationen	69
IX	Kurz & bündig – Zusammenfassung	73
X	Historischer Streifzug	77
XI	Anhang	97
	1. Glossar	98
	2. Operatives Spektrum Univ.-Prof. Dr. Edvin Turkof	106
	3. Alle Bände auf einen Blick	108
	4. Kontakt	108

HERZENSANGELEGENHEIT

Es ist mir eine Herzensangelegenheit …
Ihnen, liebe Leserinnen & Leser neben dem medizinischen Fachteil auch einen Einblick in das Berufsbild des Plastischen Chirurgen zu geben und Ihnen einige wichtige Hintergrundinformationen zu vermitteln.

Wie wird man in Österreich Plastischer Chirurg?

Die Berufsbezeichnung lautet „Facharzt für Plastische, Ästhetische und Rekonstruktive Chirurgie", das Fach ist in Österreich seit 1988 eigenständig. Davor war die Plastische Chirurgie lediglich ein Zusatzfach der Allgemeinchirurgie. Die Facharztausbildung dauert sechs Jahre. Fast immer muss man jahrelang warten, bzw. bereits während des Studiums wissenschaftlich arbeiten, um einen der äußerst begehrten Ausbildungsplätze zu bekommen.

Was lernt man in der Ausbildung zum Plastischen Chirurgen?

Die Plastische Chirurgie weist den umfangreichsten Operationskatalog aller chirurgischen Fächer auf. Die Facharztausbildung beinhaltet folgende Teilgebiete:

1. Rekonstruktive Chirurgie
2. Mikrochirurgie
3. Handchirurgie
4. Chirurgie der peripheren Nerven
5. Verbrennungschirurgie (-behandlung)
6. Ästhetische Chirurgie

1. Rekonstruktive Chirurgie
   Die Rekonstruktive Chirurgie behandelt u. a. Gewebedefekte, die durch Verletzungen oder Operationen entstanden sind. Typische Beispiele sind Unterschenkelbrüche nach Motorradunfällen, bei welchen Haut und Muskel verloren gehen und der Knochen freiliegt, oder Brustkrebs, wenn die erkrankte Brust entfernt werden muss. In beiden Fällen „rekonstruiert" der Plastische Chirurg, indem er von einer anderen Körperregion Gewebe entnimmt und damit den Substanzdefekt deckt (Lappenplastik).

2. Mikrochirurgie
   Wenn der Eingriff die Zuhilfenahme eines Operations-Mikroskops erfordert, spricht man von Mikrochirurgie. Sie wird in der Plastischen Chirurgie u. a. bei der Naht von durchtrennten Nerven oder Gefäßen mit kleinem Durchmesser eingesetzt, wie beispielsweise beim Wiederannähen eines abgetrennten Fingers. Der Durchmesser des Nahtmaterials beträgt etwa ein hundertstel Millimeter (0,01 mm). Zur Erlernung der dafür notwendigen Fingerfertigkeit wird monatelang an Ratten geübt.

3. Handchirurgie
   Die Handchirurgie umfasst alle Operationen an der Hand. Dazu gehören Korrekturen von angeborenen Missbildungen, Wiederherstellung von Gelenken, Versorgung von Verletzungen, aber auch die Behebung von Engpasssyndromen (Carpaltunnelsyndrom – CTS, Loge de Guyon), Dupuytren'sche Kontraktur, Trigger Finger u. v. m.

4. Chirurgie der peripheren Nerven
   Dieses Teilgebiet der Plastischen Chirurgie ist Prof. Hanno Millesi zu verdanken, der im Übrigen zum heutigen Zeitpunkt noch immer aktiv ist und die Nervenchirurgie zu seinem Lebenswerk gemacht hat. Die Chirurgie der peripheren Nerven betrifft alle Nerven, die außerhalb des Schädels und des Rückenmarks liegen.

5. Verbrennungschirurgie (-behandlung)
   Der Plastische Chirurg übernimmt die Erstbehandlung, die Intensivtherapie und alle notwendigen Folgeeingriffe. Zunächst wird die verbrannte Haut entfernt und durch Spalthaut oder labortechnisch gezüchteter Eigenhaut ersetzt. Nach Abheilung übernimmt der Plastische Chirurg die Korrektur bewegungseinschränkender und unschöner Narben.

6. Ästhetische Chirurgie
   Die Ästhetische Chirurgie umfasst alle Operationen, die der Verbesserung des Aussehens dienen. Diesem Teilgebiet der Plastischen Chirurgie ist dieses Buch gewidmet.

Sind Plastische Chirurgen also Alleskönner?
Natürlich kann ein Plastischer Chirurg unmöglich alle Teilgebiete perfekt beherrschen. Wir erhalten während der Ausbildung eine solide Basis aller Teilgebiete und werden dadurch mit dem notwendigen Rüstzeug ausgestattet, bei allen plastisch-chirurgischen Problemstellungen zu entscheiden, ob wir selber eingreifen können oder einen besser spezialisierten Kollegen hinzuziehen.

Rechtliche Aspekte zur Berufsbezeichnung
Die Bezeichnungen „Schönheitschirurg", „kosmetischer Chirurg", „ästhetischer Chirurg", „Arzt für kosmetische Chirurgie", „Arzt für Schönheitschirurgie" usw. sind in Österreich und auch in vielen anderen Ländern rechtlich nicht geschützt und können somit von jedem Facharzt oder von jedem Allgemeinmediziner (praktischer Arzt) geführt werden. Alle genannten Bezeichnungen sagen also nichts darüber aus, ob tatsächlich die Ausbildung zum Plastischen Chirurgen absolviert wurde. Nur wer diese Ausbildung absolviert hat, darf sich „Facharzt für Plastische, Ästhetische und Rekonstruktive Chirurgie" nennen.

„World Academy of Cosmetic Surgery" –
Haben Sie solche Zeugnisse schon einmal in einer Ordination gesehen?
Viele Kollegen betreiben ästhetische Chirurgie, ohne die Ausbildung zum Plastischen Chirurgen absolviert zu haben. Dieser Umstand ist mittlerweile auch Laien bekannt, und langsam hinterfragen PatientInnen (leider immer noch zu wenige) die fachliche Qualifikation von „ästhetischen Chirurgen". Besonders geschäftstüchtige Plastische Chirurgen kamen auf die zweifelhafte Idee, Vereine mit wohlklingenden Namen zu gründen („World Academy of Cosmetic Surgery", „European Academy of Cosmetic Surgery" usw.). In weiterer Folge wurden teure Kongresse mit Kursen organisiert, auf welchen bekannte (eingeladene) Plastische Chirurgen Lehrvorträge abhielten. Die Kongress-Teilnehmer erhielten nach Abschluss einer lachhaften Prüfung ein „Zertifikat", das den „erfolgreichen Abschluss des Kurses über ästhetische Chirurgie" bescheinigt (selbstverständlich wurden hohe Prüfungsgebühren eingehoben). Diese und ähnliche Zertifikate sind in zahlreichen Ordinationen zu bewundern.

Auch ich folgte 2002 unbedarft einer solchen Einladung. Als ich bei der „Zeugnisverteilung" die Zusammenhänge begriff, wurden meine geäußerten Bedenken von den Veranstaltern wie folgt abgetan (Originalzitat): „Mach Dir keine Sorgen, wenn die unseren Kongress besuchen, werden sie niemals Plastische Chirurgie betreiben ...". Es war ihnen natürlich einerlei, dass mit den ausgestellten Zertifikaten Missbrauch betrieben wird.

Die einzigen ernst zu nehmenden Zeugnisse sind Teilnahme- und Mitgliedsbestätigungen, die von approbierten nationalen oder internationalen Fachgesellschaften unterzeichnet sind. Im Zweifelsfall erkundigen Sie sich bei der Ärztekammer über den Veranstalter oder die Gesellschaft (ist auf dem Zeugnis vermerkt). Das ist zwar mühsam, kann sich aber unter Umständen sehr bezahlt machen!

Ist jeder Plastische Chirurg auch ein guter Ästhetischer Chirurg?
Kein Arzt kann das gesamte Spektrum dieses Fachgebietes beherrschen. Außerdem besteht während der ästhetisch-chirurgischen Ausbildung oft Patientenmangel. Die Krankenkassen übernehmen äußerst selten die Kosten ästhetisch-chirurgischer Eingriffe, weshalb in den Ausbildungsspitälern grundsätzlich zu wenige Eingriffe durchgeführt werden können. Dennoch ist es die einzige Facharztausbildung, in welcher die Gesamtheit aller ästhetisch-chirurgischen Eingriffe integraler Bestandteil des Ausbildungskataloges ist. Wer nun besonderes Interesse an der ästhetischen Chirurgie hat, bemüht sich und bildet sich in nationalen und internationalen Kursen weiter.

Gelegenheit dazu gibt es zur Genüge: Die Österreichische Gesellschaft für Plastische, Ästhetische und Rekonstruktive Chirurgie veranstaltet zur Qualitätssicherung unserer Berufsgruppe regelmäßig Kurse. Hier wird sichergestellt, dass lediglich Mitglieder unserer Berufsgruppe teilnehmen dürfen.

Wie findet der Ratsuchende „seinen" Plastischen Chirurgen?

Am Wichtigsten ist die Qualität des Beratungsgesprächs: Der Ratsuchende muss das Gefühl bekommen, dass wirklich alle Fragen beantwortet werden. Weitere Gespräche sollten problemlos möglich sein. Die Operation sollte anhand von Bildern, Schemata und Ergebnissen erklärt und jeder Schritt begründet werden. Vergleichendes Bildmaterial unterstreicht die Erfahrung des Operateurs. Holen Sie nach dem ersten Beratungsgespräch zumindest eine zweite, am besten sogar eine dritte Meinung ein, und vergleichen Sie die Qualität der Beratungsgespräche. Die dabei entstehenden Zusatzkosten sind zweifellos gut investiert. Bei unverhältnismäßig niedrigen OP-Kosten ist Vorsicht geboten. Ihr Arzt sollte für Sie nach der Operation 24 Stunden lang erreichbar sein. Natürlich sollte auch die „Chemie" stimmen, aber dies ist leider kein Qualitätskriterium. Vertrauen Sie lieber auf Fakten.

Heutzutage hilft das Internet vielen Ratsuchenden, ihren Arzt zu finden. Es gibt zahlreiche Foren, in welchen operierte PatientInnen offen über ihre Erfahrungen berichten. Man bekommt recht schnell ein Gefühl für authentische und gefakte Postings (leider beschäftigen manche Ärzte bezahlte Meldungsschreiber).

Inserate, Flyer, redaktionelle Beiträge ...
Was ist davon zu halten?

Ärzte leben von ihrem Ruf. Reputation kann aber auch beeinflusst werden, unter anderem durch die Medien. In Österreich war Werbung für Ärzte bis vor einigen Jahren verboten. Vor allem die Veröffentlichung von Vorher-Nachher-Fotos wurde von der Standesführung als marktschreierisch angesehen und war daher strikt untersagt.

Seit dem Beitritt Österreichs zur EU dürfen Ärzte werben und auch Vorher-Nachher-Fotos veröffentlichen, sofern sie nicht marktschreierisch verwendet werden. Inserate sind nach Presserecht klar gekennzeichnet, und der Leser sollte Einschaltungen als legitimes Mittel verstehen, in unserer Gesellschaft auf sich aufmerksam zu machen. Wichtig zu wissen ist in diesem Zusammenhang, dass die Medien nicht verpflichtet sind, den Inhalt der Inserate zu überprüfen. Wenn also ein Arzt in einer Zeitung ein Inserat in der Rubrik „Schönheitschirurgie" schaltet, sagt das nichts über sein Fach aus. Das gilt insbesondere für die zahlreichen „Beauty Guides", in welchen „die besten Ärzte" jedes Faches in bezahlten Kurzberichten vorgestellt werden. Ich habe mit diversen Herausgebern wiederholt ergebnislose Gespräche geführt, weil in der Rubrik „ästhetische Chirurgie" sowohl fachfremde Kollegen als auch praktische Ärzte inserieren konnten, ohne dass deren eigentliches Fachgebiet vermerkt worden wäre. Der Leser sollte sich daher immer nach der fachlichen Qualifikation des Chirurgen seiner Wahl erkundigen!

Darüber hinaus gibt es sogenannte „redaktionelle Beiträge". Ein Arzt, der (kostenintensiv) inseriert, erhält als Bonus oft die Gelegenheit, einen redaktionell gehaltenen Artikel zu platzieren. Es erscheint ein Bericht, der kein journalistisch recherchierter Artikel ist und der den Leser eigentlich ein wenig täuscht, weil er den Deckmantel journalistischer Recherche umgehängt hat. Zwei Merkmale kennzeichnen solche „redaktionellen" Beiträge: wenn über einen bestimmten Arzt immer wieder in derselben Zeitung (Zeitschrift) berichtet wird und wenn ausschließlich dieser Arzt im Artikel Erwähnung findet. Bei korrekt recherchierten Artikeln werden zumeist zwei oder mehrere Protagonisten zitiert.

Nur die seriöse Medienberichterstattung sollte ernst genommen werden!

> **OPERATIONEN IM AUSLAND**
>
> Sparwillige sollten sich vor einer Operation im Ausland unbedingt nachstehende Fragen stellen:
>
> - Wie kann die fachliche Qualifikation des Arztes überprüft werden?
> - Weist das Spital ein adäquates Komplikationsmanagement auf?
> - Wie steht es um die Erreichbarkeit des Operateurs nach dem Eingriff?
> - Was passiert, wenn zu Hause Fieber, starke Schmerzen oder Nachblutungen auftreten?
> - Wo und durch wen erfolgt die Nachbehandlung?
> - Wer haftet für ein unbefriedigendes Operationsergebnis?
> - Wer trägt die Kosten für etwaige Korrekturen?

Mit dem EU-Beitritt der Nachbarländer hat sich das Preisgefälle mittlerweile verringert, und der Medizintourismus hat abgenommen. Ich empfehle jedem Menschen, eine Operation dort durchzuführen, wo er zu Hause ist, auch wenn es teurer ist.

INTERVIEW

Prof. Turkof, wie lange sind Sie schon Plastischer Chirurg?

Das Fach habe ich seit 15 Jahren, und medizinisch tätig bin ich seit 1982, das sind jetzt 26 Jahre, also doch schon eine ganze Weile.

Was war Ihre Motivation Plastischer Chirurg zu werden?

Generell muss man das sehr wollen, weil es sich um ein Fach handelt, das man sehr schwer bekommen kann. Für mich gab es zwei Ansätze: Ich wollte immer schon mit meinen Händen arbeiten und hatte das Gefühl, dass ich über das notwendige Geschick verfüge. Ich war auch sehr froh, nicht um das Leben meiner PatientInnen kämpfen zu müssen, das unterscheidet meinen Beruf grundlegend von Internisten oder Onkologen.

Daraus schließe ich, dass Ihnen Ihr Beruf nach wie vor Spaß macht?

Besonders, und eigentlich jedes Jahr mehr. Das Schöne an dem Job ist, dass man jedes Jahr besser wird und das Tragische, dass man dann, wenn man am allerbesten ist, abtreten muss, weil einfach das Altwerden nicht mehr mitspielt.

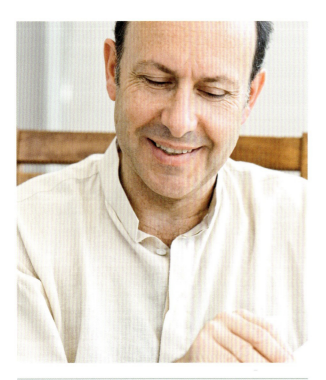

Wie finde ich den besten Arzt, nach welchen Kriterien kann ich gehen?

Wichtig ist, dass man einen Operateur findet, von dem man annehmen kann, dass er den Eingriff sicher nicht zum ersten Mal macht, den Eingriff nicht als Routine abspult und der genau überlegt, was er tut, wann er es tut, wie er es tut.

Man muss Ihnen Bilder zeigen von Operationen, damit Sie auch ein Gefühl dafür bekommen, wie jemand operiert, man muss jeden Operationsschritt erklären und begründen. Es ist wichtig, dass Ihnen der Arzt nicht das Gefühl vermittelt, dass Sie die Operation sofort machen sollen, sondern Ihnen die nötige Zeit gibt. Die Chemie sollte stimmen.

Wichtig ist auch das Service in unserem Bereich, ein Arzt sollte für Sie nach der Operation immer erreichbar sein, damit Sie sich, wenn Sie ein Problem haben, sofort an ihn wenden können.

Ich nehme für mich in Anspruch, für meine Patientinnen nach der Operation 24h am Handy erreichbar zu sein.

Wie kann ich sichergehen, dass der Arzt kein Pfuscher ist, man wird ja doch mit einigen Horrorgeschichten konfrontiert?

Es gibt leider keine Garantie, weil auch der Beste einmal Pech haben kann. Es gibt aber gewisse Sicherheitskriterien: Der Arzt sollte in der Stadt sein, wo Sie leben, das spricht einmal gegen den Operationstourismus ins Ausland, wobei das nicht heißt, dass ausländische Kollegen schlecht operieren. Es hat aber klare Nachteile – wenn etwas passiert, müssen Sie wieder zurückfahren, wer übernimmt die Haftung, wie schaut die Rechtsfrage aus etc.

Weiters soll in einem Krankenhaus operiert werden, wo ein perfekter OP und ein perfektes Komplikationsmanagement gewährleistet sind. Die meisten Kollegen, die sich in der ästhetischen Chirurgie etabliert haben und einen guten Namen haben, scheinen in den einschlägigen Internetforen schon auf. Da kann man sich ganz gut schon auf das Internet verlassen.

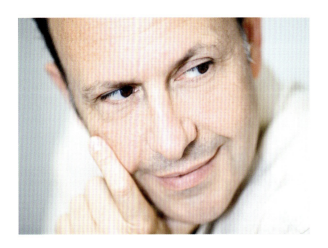

Ab welcher Altersgruppe und bis zu welchem Alter kann operiert werden?
Grundsätzlich kann in jedem Alter operiert werden. Ich kann mich sogar an eine elfjährige Patientin erinnern, die im AKH wegen frühzeitigem und übergroßem Brustwachstum operiert wurde. Es kommt auch vor, dass die Brust nach der Menopause wächst, oder aber Frauen entschließen sich erst sehr spät für die Operation.

Gibt es medizinische Gründe für die Operation?
Natürlich. Übergroße Brüste beanspruchen den Streckapparat der Wirbelsäule und führen häufig zu Rückenschmerzen und Haltungsschäden. Auch das Einschneiden der BH-Träger belastet den Schultergürtel. Zudem sind große Brüste bei vielen Sportarten hinderlich.

Stimmt es, dass die Krankenkasse die Kosten für den Eingriff übernimmt?
Derzeit bezahlen die Krankenkassen in Österreich die OP dann, wenn davon ausgegangen wird, dass mind. 500g/Seite entfernt werden sollen.

Wo verlaufen die Narben?
Da gibt es viele Möglichkeiten. Die am häufigsten eingesetzten Techniken hinterlassen eine T-förmige Narbe. Es gibt aber auch narbensparende Techniken, bei denen die Narben entweder nur seitlich oder mittig verlaufen. Allerdings können narbensparende Methoden nicht immer eingesetzt werden, entscheidend ist die Größe der Brust vor der OP und wie stark sie hängt. Je mehr gemacht werden muss, umso eher muss eine Technik mit der T-förmigen Narbe eingesetzt werden.

D.h., dass bei der Brustverkleinerung die Brust auch immer gestrafft wird?
Ja. Bei jeder Brustverkleinerung werden gleichzeitig eine Anhebung der Brustwarze und eine Straffung der Haut durchgeführt. Als Richtlinie gilt: Die Brustwarze sollte etwa auf halber Höhe des Oberarms zu liegen kommen. Die erforderliche Hebestrecke kann daher sehr unterschiedlich sein und bestimmt auch die einsetzbare Technik und den Narbenverlauf mit.

In den Medien wird im Zusammenhang mit Brustverkleinerungen immer wieder von einem „inneren BH" gesprochen, was ist damit gemeint?
Die Techniken der Brustverkleinerung haben sich in den letzten 100 Jahren ständig weiterentwickelt. Zu den jüngsten Fortschritten gehört die Bildung eines „inneren BH", der im Fachjargon „Dermissuspension" genannt wird. Ein Teil des bei der Brustverkleinerung anfallenden Hautüberschusses wird dazu verwendet, die Brust in sich selbst aufzuhängen, sodass sie wie bei einem BH getragen wird. Man erreicht damit eine schönere Narbenbildung und bessere Langzeitergebnisse. Ich setze die Dermissuspension regelhaft ein.

Kann sich die Sensibilität der Brust oder der Brustwarzen nach einer Brustverkleinerung verändern?
Ja. Die Nerven, die die Brustwarze sensibel versorgen, verlaufen entlang der 2.–5. Rippe und strahlen von unten in die Brust ein. Wenn die Brust nun verkleinert wird, werden diese Nervenäste häufig verletzt, und das Gefühl der Brustwarze kann verlorengehen. Der Sensibilitätsverlust kann zeitlich beschränkt oder von Dauer sein. Je nach eingesetzter Methode können die sensiblen Nerven mehr oder weniger geschont werden.

Kann man nach einer Brustverkleinerung stillen?
Meistens schon. Ob nach der Operation gestillt werden kann, hängt aber von mehreren Faktoren ab: Welche Technik wurde eingesetzt? Wie viel Brustgewebe wurde entfernt? Wie lang war die Hebestrecke der Brustwarze? Wenn keine Extremsituation vorliegt, bleibt die Stillfähigkeit bei den modernen Techniken fast immer erhalten.

Was muss man generell vor dem Eingriff beachten?

Die Patientin muss gesund sein. Vor der OP werden die Blutwerte erhoben, das Herz-Kreislaufsystem untersucht, der Internist oder Allgemeinmediziner prüft die Operationstauglichkeit. Wenn die Patientin über 30 Jahre alt ist, wird auch ein Lungenröntgen gemacht. Vor einer Brustverkleinerung sollte auch eine Mammografie durchgeführt werden, u.U. kann auch eine Eigenblutvorsorge angebracht sein.

Findet eine Brustverkleinerung immer in Vollnarkose statt?

Es handelt sich um einen invasiven Eingriff, der grundsätzlich in Vollnarkose und in einem ISO-zertifizierten Operationssaal eines Krankenhauses durchgeführt werden soll.

Wie lange dauert die OP?

Eine Brustverkleinerung dauert je nach Größe der Brust und der gewählten Technik zwischen 1,5 und 4 Stunden.

Wie lange muss man im Krankenhaus bleiben?

Die Patientin verlässt das Spital in der Regel zwei bis vier Tage nach dem Eingriff.

Wie sieht die Nachbehandlung aus, wie oft muss man zur Kontrolle kommen?

Am sechsten Tag nach der Operation wird der Verband gegen einen straff sitzenden Stütz-BH ausgewechselt, den man für vier Wochen tragen sollte, am zehnten Tag nach der Operation werden die Nähte entfernt. Anschließend kommen meine Patientinnen nach zwei Wochen, nach vier Wochen, nach zwei, nach sechs und nach zwölf Monaten zu mir. Danach freue ich mich über jeden glücklichen Besuch, weil grundsätzlich eine jährliche Kontrolle nicht schadet, aber wirklich notwendig ist sie eigentlich nicht.

Hat man nach der Operation Schmerzen und wenn, wie lange?

Schmerzen sind nach Brustverkleinerungen eher selten und nicht stark. Sie klingen in der Regel innerhalb von ein bis zwei Wochen ab.

Was muss man nach der OP beachten?

Unmittelbar nach der Operation ist körperliche Schonung angesagt, von extremen Temperaturschwankungen ist abzuraten. Für vier Wochen ist es wichtig, dass man keine hüpfenden Sportarten ausübt, damit die Wundheilung nicht gefährdet wird. Nach vier Wochen kann man wieder alles machen, sollte jedoch einen Sport-BH tragen. Vor direkter Sonnenbestrahlung der Narben (auch Solarium) ist während der ersten sechs Monate abzuraten, weil es dadurch zu einer bräunlichen Verfärbung der Narben kommen kann.

Was kann alles schiefgehen?

Die häufigsten Komplikationen sind Hämatome und Wundheilungsstörungen. Hämatome müssen operativ entleert werden, bei Wundheilungsstörungen ist Geduld gefragt. Sensibilitätsstörungen sind ebenfalls recht häufig, zumeist aber zeitlich beschränkt. Selten kann es auch zu Hautnekrosen kommen. Insbesondere bei sehr großen Brüsten können auch Asymmetrien auftreten, die aber jederzeit korrigiert werden können.

Kann sich eine Schwangerschaft negativ auf das Ergebnis auswirken?

Ja, leider. Bei der Schwangerschaft schwillt die Brust stark an, die Haut dehnt sich, und nach dem Abstillen sieht die Brust zumeist nicht mehr so aus wie vorher. Auch geringe Gewichtsschwankungen (3–4 kg) können die Größe der Brust und damit das Ergebnis einer Brustverkleinerung deutlich beeinflussen, daher sollte eine Brustverkleinerung erst bei einem haltbaren Wohlfühlgewicht und idealerweise nach Abschluss der Familienplanung durchgeführt werden.

Kann eine Brustverkleinerungsoperation die Krebsvorsorgeuntersuchung behindern?

Nein. Zwar können nach Brustverkleinerungen Verkalkungen entstehen, die röntgenologisch jedoch leicht vom sogenannten „Mikrokalk" zu unterscheiden sind. Mikrokalk ist ein typisches Zeichen für Brustkrebs.

Die Kosten wollte ich auch noch ansprechen, was kostet eine Brustverkleinerung im Schnitt?

Je nach Spital und Aufenthaltsdauer müssen Sie in Österreich mit zwischen €4.500 und €7.000 rechnen. Ab einem Resektionsgewicht von 500g/Seite übernimmt wie schon gesagt die Krankenkasse die Kosten für den Eingriff.

I
EINLEITUNG

EINIGE ASPEKTE ZUM THEMA BRUSTVERKLEINERUNG

I Einleitung

Die operative Brustverkleinerung gehört zu den wichtigsten und häufigsten Eingriffen der ästhetischen Chirurgie. Gemeinsam mit der Korrektur abstehender Ohren, der Korrektur von Schlupflidern und der Entfernung von Fettschürzen nach massiver Gewichtsabnahme gehört die Brustverkleinerung zu den wenigen ästhetischen Eingriffen, die verhältnismäßig oft von den Sozialversicherungsträgern bezahlt werden. Derzeit übernimmt die Krankenkasse in Österreich die Kosten des Eingriffs bei einem geplanten Resektionsgewicht von 500g / Seite.

Bereits geringe Gewichtsschwankungen (3–4 kg) können die Größe der Brust und damit das Ergebnis einer Brustverkleinerung deutlich beeinflussen, daher sollte eine Brustverkleinerung erst bei einem haltbaren Wohlfühlgewicht und idealerweise nach Abschluss der Familienplanung durchgeführt werden.

Übergroße Brüste können für die Betroffenen in mehrfacher Hinsicht ein Problem darstellen. Allen voran steht die Gewichtsbelastung. Schwere Brüste beanspruchen den Streckapparat der Wirbelsäule, verursachen Schmerzen und führen oft zu Haltungsschäden. Auch das Einschneiden der BH-Träger belastet den Schultergürtel. Neben diesem orthopädischen Beschwerdekomplex sind übergroße Brüste zudem bei vielen Sportarten hinderlich. Dazu gehören v.a. Laufsportarten, Kopf-über-Sportarten oder die Leichtathletik.

Von ebenso großer Relevanz sind psychische Belastungen, die übergroße Brüste auslösen können. Junge Mädchen mit großer Oberweite lenken häufig unangenehme Blicke auf sich, die Folgen sind gekrümmte Haltung und weite Kleidung, um weniger aufzufallen. Die Betroffenen stehen oft im Konflikt, ob sie das Risiko einer Operation auf sich nehmen sollen, um von ihrem Leidensdruck befreit zu werden. Eine umfassende Aufklärung ist besonders wichtig, weil eine Operation an den sekundären Geschlechtsmerkmalen natürlich genau überlegt werden muss. Die weibliche Brust ist stark erotisch besetzt und sollte keinesfalls an Attraktivität einbüßen. Andererseits kann eine gelungene Operation das Erscheinungsbild großer Brüste deutlich verbessern. Durch den Einsatz moderner Verkleinerungstechniken können heutzutage sowohl die Stillfähigkeit als auch die Sensibilität der Brustwarzen erhalten werden.

Größe und Form der weiblichen Brust sind im Laufe des Lebens selbst bei gleichbleibendem Körpergewicht deutlichen Schwankungen unterworfen. Die meisten Frauen beobachten zyklusbedingte Größenunterschiede, hinzu kommen bedeutende Größenveränderungen während der Schwangerschaft und nach der Menopause. Bei manchen Frauen nimmt die Größe der Brust nach dem Wechsel zu, bei anderen nimmt sie ab. Das Brustdrüsengewebe reagiert sehr unterschiedlich auf die wechselnde Konzentration weiblicher Sexualhormone. Während manche Brüste unter dem Einfluss von Östrogenen stark wachsen, tun das andere weniger bzw. wachsen eher unter dem Einfluss von Gestagenen. Sind beide Hormonrezeptoren schwach ausgeprägt, kommt es auch kaum zu Größenveränderungen während des Zyklus. Es ist auch nicht weiter verwunderlich, wenn eine 60-jährige Frau den Plastischen Chirurgen aufsucht, um sich ihre Brüste verkleinern zu lassen. Veränderungen im Hormonhaushalt können auch zu Veränderungen in der Fettverteilung bzw. im Fetteinlagerungsmuster führen, wodurch Brüste größer werden können.

Grundsätzlich sollte eine Brustverkleinerung erst dann erwogen werden, wenn die Patientin mit ihrem Gewicht zufrieden ist und es auch halten kann. Bereits geringe Gewichtsschwankungen (3–4 kg)

Die Brustverkleinerung gehört zu den wenigen ästhetischen Eingriffen, die verhältnismäßig oft von den Sozialversicherungsträgern bezahlt werden. Derzeit übernimmt die Krankenkasse in Österreich die Kosten des Eingriffs bei einem geplanten Resektionsgewicht von 500 g/Seite.

Durch den Einsatz moderner Verkleinerungstechniken können heutzutage sowohl die Stillfähigkeit als auch die Sensibilität der Brustwarzen erhalten werden.

können die Größe der Brust und damit das Ergebnis einer Brustverkleinerung deutlich beeinflussen. Daher wäre es auch ratsam, die Operation nach abgeschlossener Familienplanung durchzuführen, dies ist jedoch in vielen Fällen unzumutbar. Wird eine Brustverkleinerung in jungen Jahren durchgeführt, muss bei der Aufklärung festgehalten werden, dass nach einer oder mehreren Schwangerschaften möglicherweise eine Straffungsoperation notwendig sein wird.

Eine Brustverkleinerung kann nicht als reine Schönheitsoperation bezeichnet werden, weil sie sehr oft medizinisch notwendig ist. Dieser Umstand zeigt sich auch in der Entwicklungsgeschichte dieser Operation: Anfänglich wurde lediglich Gewicht entfernt, und erst nach und nach wurden Methoden entwickelt, die auch ästhetischen Ansprüchen gerecht wurden.

Es gibt keine andere Operation in der ästhetischen Chirurgie, die auf so vielerlei Art und Weise durchgeführt werden kann. In der Fachliteratur gibt es über 130 verschiedene Operationsmethoden, die sich teilweise grundlegend voneinander unterscheiden. So gibt es Methoden, die für die Durchblutung des Warzenhofs besonders sicher sind, mit anderen Methoden lässt sich die Form der Brust besser verändern, wiederum andere Techniken schonen die Nerven in höherem Ausmaß, sodass die Sensibilität der Brustwarzen eher gewährleistet bleibt.

II
GESCHICHTLICHE ENTWICKLUNG

EINIGE IDEOLOGISCHE UND CHIRURGISCHE ASPEKTE

II Geschichtliche Entwicklung der Brustverkleinerung

> Wie die Nase wurde auch die Brust auf Basis des Rassendenkens zum Gegenstand von Körperstudien und erfuhr zahlreiche Kategorisierungen. Von Form und Größe wurde auf Charaktereigenschaften geschlossen.

Wie die Nase wurde auch die Brust auf Basis des Rassendenkens zum Gegenstand von Körperstudien und erfuhr zahlreiche Kategorisierungen. Die Unterschiede in Form und Größe wurden (wie bei der Nase) mit Charaktereigenschaften des betreffenden Individuums in Verbindung gebracht. Form und Aussehen der Brustwarze und des Warzenhofs spielten dabei ebenso eine Rolle. Der Anthropologe Hans Friedenthal [1870–1943] postulierte in einem 1927 publizierten Essay, dass die Form der Nase und der Lippen (durch das Stillen) von der Form der mütterlichen Brust abhängen würde, die Struktur der Sprache würde wiederum von Nase und Lippen bestimmt, somit eigentlich von der Brust der Mutter. Daraus folgt im Rassendiskurs, dass die Brüste schwarzer Frauen für den seltsamen Klang ihrer Sprache verantwortlich sind. Ebenso ist in den damaligen Lehrbüchern der ästhetischen Chirurgie zum Thema Brustverkleinerung von der Brust als „Rassenmerkmal" die Rede. Für den Chirurgen Jacques Joseph [1865–1934] war es hauptsächlich eine Unterscheidung zwischen „schwarz" und „weiß", in anderen Diskussionen hingegen wurden Unterschiede zwischen Brüsten von Europäerinnen herausgearbeitet, so z.B. wurden die Brüste von deutschen Frauen und Italienerinnen verglichen. Die Brust wurde überdies als das Hauptunterscheidungsmerkmal zwischen Männern und Frauen verstanden; Brüste zu haben, beschrieb das Individuum als weiblich.

Das Aufkommen des Bildes der „modernen" Frau in den 1920er Jahren stellte einen Kontrapunkt zum kulturellen Verständnis (basierend auf dem Rassendenken) großer Brüste dar. Große Brüste galten als primitiv – lebensfrohe, „moderne" Frauen, die Sport betrieben, tanzten und schwimmen gingen, unterzogen sich einer Brustverkleinerungsoperation. Gerade das Bild der sportlichen Frau stand für die „moderne" Frau, die nicht nur im Sinne der Fortpflanzung interpretiert wurde. Ebenso war die „moderne" Frau nicht Teil einer bestimmten Rasse, ihr Körper wurde nicht nach Rassenmerkmalen verstanden. Eine verheiratete Frau mit Kindern und Ehemann hatte gewissermaßen keinen Bedarf, ihre Brüste verkleinern zu lassen, weil sie hauptsächlich die traditionelle Rolle der Frau und Mutter verkörperte. Die Brustwarzen „moderner" Frauen standen nicht für das Stillen von Babys, sondern hatten erotische Bedeutung, gleichermaßen standen die Brustwarzen bei Frauen mit großen Brüsten lediglich für das Stillen. Große Brüste wurden auch nicht selten mit Übergewicht oder großen Bäuchen, einem weiteren „Rassenmerkmal", sondern auch mit „Modernisierungsverweigerung" assoziiert.

In der Geschichte der Brustchirurgie war die Brustverkleinerung anfangs lediglich auf die Amputation beschränkt. Die älteste Publikation zum Thema stammt aus Alexandria von Paulus Aegineta [625–690]. Der nächste Bericht über eine Brustverkleinerungsplastik stammt vom arabischen Arzt El Zahrawi (Albucasis), der um 1000 n. Chr. in Cordoba gelebt hat. 1669 beschrieb William Durston als Erster übergroße Brüste als ernstzunehmendes medizinisches Problem. Die Ära der modernen Brustverkleinerungsoperation begann aber erst im Jahre 1848, als die von Johann Friedrich Dieffenbach [1792–1847] entwickelte Technik veröffentlicht wurde. Bei seiner Methode wurden die unteren zwei Drittel der Brust entfernt, die Brustwarze mit Warzenhof blieb erhalten.

ERSTE DOKUMENTIERTE BRUSTVERKLEINERUNG

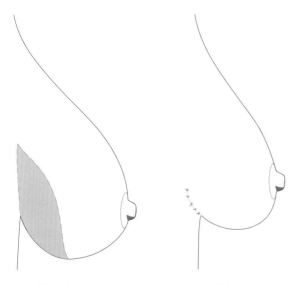

Darstellung der ersten dokumentierten Brustverkleinerung von Dieffenbach im Jahre 1848. Er entfernte lediglich Haut und Brustdrüsengewebe durch einen Zugang von der Unterbrustfalte, ohne die Brust gleichzeitig zu straffen. Brustwarze und Warzenhof blieben erhalten.

> Erst gegen Ende des 19. Jahrhunderts wurde der weiblichen Brust zunehmend eine erotische Bedeutung zugesprochen. Davor wurde die Brust gesellschaftlich lediglich in ihrer Stillfunktion und im Sinne der Fortpflanzung wahrgenommen.

Der nächste entscheidende Schritt fand im Jahre 1897 statt. Alfred Pousson [1853–unbekannt] berichtete in seiner Veröffentlichung von einer jungen Frau, deren Brüste bis zu den Oberschenkeln hingen. Oberhalb der Brust entfernte er zwei halbmondförmige Gewebestücke und erzielte so neben der Volumenverkleinerung auch eine Straffung der Brust. Seine Technik war nicht gerade narbensparend und wurde in Fachkreisen im Bezug auf das ästhetische Ergebnis nur als mittelmäßig kommentiert. Seine Arbeit bewirkte allerdings eine Art Trendwende – man begann sich Gedanken über bessere, sprich ästhetischere Lösungen zu machen. Die Vorgabe war klar – ein Körper möglichst ohne Narben und eine erotische Brust. Der Heidelberger Chirurg Vincenz Czerny [1842–1916] war dann der Erste, der die Brustwarze im Rahmen einer Brustentfernung bei Krebs nicht verwarf, sondern transplantierte.

Der nächste Meilenstein erfolgte 1921. Der Deutsche Erich Lexer [1867–1937] entwickelte eine Operationsmethode, die neben der Volumenreduktion auch eine Straffung (Anhebung) der Brust und den funktionellen Erhalt von Brustwarze und Warzenhof ermöglichte. Somit wurde erstmals neben dem Aspekt der Gewichtsreduktion auch eine ästhetische Komponente in das Operationskonzept integriert, die zudem den (teilweisen) Erhalt der Stillfunktion und der Erregbarkeit der Brustwarze gewährleistete.

ZUSAMMENFASSUNG

Anfangs wurde die Brustverkleinerung lediglich zur Volumenreduktion durchgeführt. Brustwarze und Warzenhof wurden einfach mitentfernt, Form und Ästhetik hatten keine Bedeutung. Johann Friedrich Dieffenbach war der Erste, der 1848 auf die Wichtigkeit eines normalen Aussehens hinwies und den Erhalt der Brustwarze und des Warzenhofs forderte. Er fand über 70 Jahre keine Nachahmer, erst Erich Lexer führte 1921 Brustverkleinerungen mit Erhalt der Brustwarze und des Warzenhofs ein und gewährleistete auch deren Funktionalität (Stillen, Sensibilität). Nach und nach setzten sich Techniken durch, die neben einem ästhetischen Operationsergebnis eben auch die Funktion von Brustwarze und Warzenhof gewährleisteten. Heute zählt man weit über 130 Methoden der Brustverkleinerung.

1922, ein Jahr nach Lexers bahnbrechender Arbeit, veröffentlichte Max Thorek [1880–1960] in Chicago eine Brustverkleinerungsmethode, bei der Warzenhof und Brustwarze frei transplantiert wurden, der Funktionserhalt blieb jedoch, wie schon bei Vincenz Czerny, unberücksichtigt. Warzenhof und Brustwarze wurden zu Beginn der Operation vollständig abgelöst und am Ende der OP wieder eingenäht. Natürlich wurden dabei alle Milchgänge und alle Nerven durchtrennt, wodurch die Stillfunktion regelhaft und die Sensibilität fast immer verlorengingen.

DIE ERSTE ÄSTHETISCHE BRUSTVERKLEINERUNG MIT FUNKTIONELLEM ERHALT DES WARZENHOFS UND DER BRUSTWARZE (LEXER 1921)

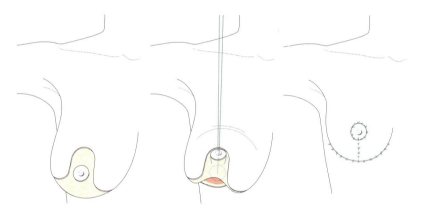

Darstellung der ersten Brustverkleinerungsoperation mit Straffung (Anhebung) der Brust und funktionellem Erhalt von Brustwarze und Warzenhof. Am Ende der OP verbleibt eine T-förmige Narbe, die auch noch heute die Grundlage für eine Vielzahl von Methoden der Brustverkleinerungen bildet, bei welchen viel Gewebe entfernt werden muss und die Hebestrecke der Brustwarze mit Warzenkopf eher lang ist (>10 cm).

Jacques Joseph [1865–1934] schlug als nächster (wie Erich Lexer) 1925 eine Technik vor, die bei gleichzeitiger Brustverkleinerung und Straffung die Funktionalität der Brustwarze und des Warzenhofs erhielt. Seine Methode umfasste allerdings zwei Operationsschritte.

Im Laufe der Jahre beschäftigten sich immer mehr Chirurgen mit der Brustverkleinerung, und so entstanden nach und nach über 130 Operationsmethoden. Eine genaue Aufzählung aller publizierten Techniken und deren strukturelle Unterschiede würde den Rahmen des vorliegenden Buches sprengen. Neben den bereits erwähnten Pionieren der Brustverkleinerung möchten wir noch einige herausragende Namen wie Victor Aubert, Louis Benelli, Nicholas & Gregory Georgiade, Eugen Holländer, Paul Hendrick McKissock, Hippolyte Morestin, Ivo Pintaguy und Jan Olof Strömbeck nennen.

III
MEDIZINISCHE GRUNDLAGEN

WELCHE FAKTOREN SPIELEN BEI DER
OPERATION EINE ROLLE?

III Medizinische Grundlagen

Die moderne Brustverkleinerungsoperation gehört zu den anspruchsvollsten Eingriffen der ästhetischen Chirurgie. Es bedarf großen Geschickes und ebenso großer Erfahrung, um eine Brust so zu verkleinern, dass sie schön aussieht, harmonisch zum Körper passt sowie runde, gleich große und an der richtigen Stelle liegende Warzenhöfe aufweist. Das räumliche Vorstellungsvermögen des Plastischen Chirurgen ist bei der Brustverkleinerung besonders gefragt.

> Keine andere Operation in der ästhetischen Chirurgie kann auf so vielerlei Art und Weise durchgeführt werden wie die Brustverkleinerung. In der Fachliteratur werden über 130 verschiedene Operationsmethoden angeführt, die sich teilweise grundlegend voneinander unterscheiden.

Es gibt keine andere Operation in der Ästhetischen Chirurgie, die auf so vielerlei Art und Weise durchgeführt werden kann. In der Fachliteratur gibt es über 130 verschiedene Operationsmethoden, die sich teilweise grundlegend voneinander unterscheiden. Diese Unterschiede betreffen vorrangig folgende Teilaspekte:

1. Verlauf des Hautschnitts
2. Resektionsbereich (von welchem Teil der Brust wird das Gewebe entfernt)
3. Mobilisierung des verbleibenden Gewebes (wird die verbleibende Brust vom Brustmuskel abgehoben und ihre Position verändert oder nicht)
4. Bildung eines inneren BHs (Dermissuspension)

Wie in diesen vier Punkten entschieden wird, steht in direktem Einfluss zu folgenden wichtigen Aspekten der Operation:
- Durchblutung des Warzenhofs
- Sensibilität des Warzenhofs
- Stillfähigkeit
- Form und Aussehen der Brust
- Dauerhaftigkeit des Operationsergebnisses
- Narbenverlauf (Kleidung)
- Narbenqualität

ANATOMIE DER BRUST

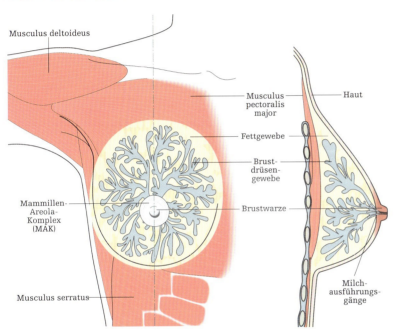

Anatomische Darstellung der Brust. Sie liegt dem großen Brustmuskel auf und besteht im Wesentlichen aus Brustdrüsengewebe, Fettgewebe und Haut. Das Brustdrüsengewebe produziert nach der Geburt eines Kindes Muttermilch, die durch die Milchausführungsgänge zur Brustwarze gelangt.

1. ANATOMIE UND PHYSIOLOGIE DER WEIBLICHEN BRUST

Die weibliche Brust (lat. Mamma) zählt zu den sekundären Geschlechtsmerkmalen der Frau, liegt auf dem großen Brustmuskel und erstreckt sich von der 2. bis zur 7. Rippe. Die Größe und Form der weiblichen Brüste hängen einerseits von genetischen Faktoren und andererseits vom Anteil des Fett- und Bindegewebes ab. Hormonelle Schwankungen während des Menstruationszyklus, medikamentöse Beeinflussung des Hormonspiegels und nicht zuletzt Gewichtsschwankungen beeinflussen ebenfalls die Größe der Brust.

Die Brust besteht aus Haut, Fett- und Bindegewebe sowie der Brustdrüse (Glandula mammaria). In der Mitte der Brust befindet sich der Mammillen-Areola-Komplex, der sich aus dem Warzenhof und der Brustwarze zusammensetzt und im Fachjargon kurz „MAK" genannt wird. Beides ist dunkler pigmentiert, damit das Neugeborene die Nahrungsquelle sofort identifizieren kann. Das Brustdrüsengewebe nennt man „Mammaparenchym", es produziert im Rahmen der Schwangerschaft Muttermilch. Die Brust wird durch ein sehr engmaschiges Gefäßnetz mit Blut versorgt. Für die Sensibilität der Brust und des Warzenhofs sorgen aufsteigende Nerven, die ihren Ursprung von den Zwischenrippenräumen der 2. bis zur 5. Rippe nehmen und zunächst am äußeren Rand (laterale Perforanten) und danach weiter am inneren Rand der Brust (mediale Perforanten) in die Brustdrüse aufsteigen. Zusätzlich gibt es noch absteigende Nervenäste aus dem Halsnervengeflecht (Plexus cervicalis), die aus der Halsregion kommend nach unten absteigen und von oben in die Brust einstrahlen.

BLUTVERSORGUNG DER BRUST

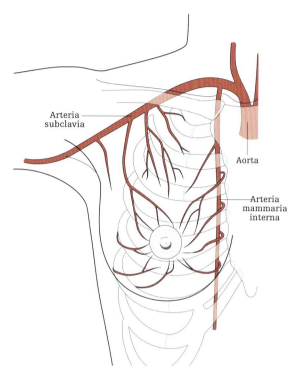

Darstellung der Brust und ihrer Blutversorgung. Sie wird von einem starken, großkalibrigen und gut verzweigten Gefäßnetz gewährleistet. Von der Hauptschlagader (Aorta) ziehen zwei wichtige Stammgefäße zum Arm (Arteria subclavia) und zum Brustbein (Arteria mammaria interna), die in weiterer Folge Äste in die Brust abgeben.

BLUTVERSORGUNG DER BRUST

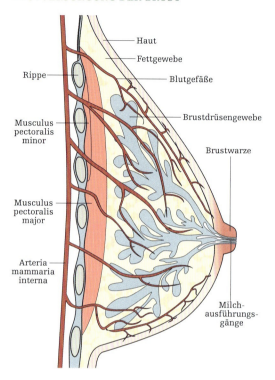

Darstellung der Blutversorgung der Brust im Längsschnitt.

BLUTVERSORGUNG DER BRUST

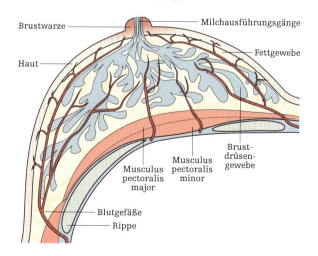

Darstellung der Blutversorgung der Brust im Querschnitt.

SENSIBLE NERVENVERSORGUNG DER BRUST

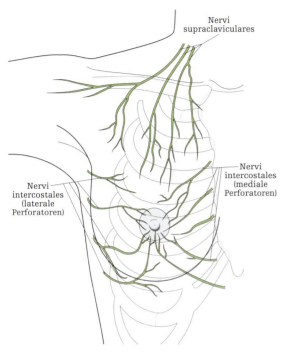

Darstellung der sensiblen Nervenversorgung der Brust. Sie erfolgt einerseits durch absteigende Nervenäste von der Halsregion (Nervi supraclaviculares) und durch aufsteigende Äste der Zwischenrippennerven (Nervi intercostales), die sich ihrerseits in seitliche Äste (laterale Perforatoren) und innere Äste (mediale Perforatoren) aufteilen.

SENSIBLE NERVENVERSORGUNG DER BRUST

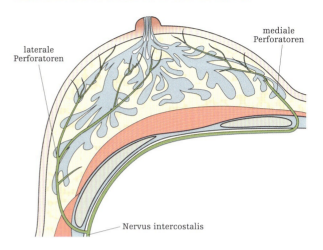

Darstellung der sensiblen Nervenversorgung der Brust im Querschnitt. Die Illustration zeigt den Verlauf eines Zwischenrippennervs (Nervus intercostalis) und seine beiden aufsteigenden Äste, die in das Brustgewebe einstrahlen.

DIE VIER QUADRANTEN DER BRUST

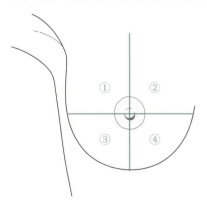

Definitionsgemäß wird die Brust in vier Quadranten unterteilt: den oberen inneren Quadranten, den oberen äußeren Quadranten, den unteren inneren Quadranten und den unteren äußeren Quadranten. Vor einer Brustverkleinerung wird evaluiert, von welchen Quadranten Gewebe entfernt werden soll.

Aus praktischen Gründen hat man die Brust in vier Abschnitte – „Quadranten" – unterteilt. Man spricht also von vier Quadranten:
- oberer äußerer Quadrant (1)
- oberer innerer Quadrant (2)
- unterer äußerer Quadrant (3)
- unterer innerer Quadrant (4)

Die Funktion des Brustdrüsengewebes (Mammaparenchym), also die Milchproduktion, unterliegt einer hormonellen Steuerung. Im Rahmen der Schwangerschaft wird vermehrt Östrogen produziert, unter diesem Einfluss wächst das Brustdrüsengewebe. Nach der Geburt des Kindes wird von der Hirnanhangsdrüse (Hypophyse) das Hormon Prolactin ausgeschüttet, wodurch die Milchproduktion gewährleistet wird. Durch einen Regelkreis bewirkt der Saugreiz an der Brustwarze, dass vermehrt Prolactin in der Hypophyse gebildet wird (neuro-humoraler Regelkreis). Auf diese Weise kann die Milchproduktion gewissermaßen beliebig lang aufrecht erhalten werden (Amme).

Neben der biologischen Funktion des Stillens hat die weibliche Brust auch eine starke erotische Bedeutung. Die meisten weiblichen Säugetiere haben im Verhältnis zu ihren männlichen Artgenossen wesentlich weniger ausgeprägte Brüste als Frauen.

Neben der biologischen Funktion des Stillens hat die weibliche Brust bekanntlich auch eine starke erotische Bedeutung. Da die meisten weiblichen Säugetiere im Verhältnis zu ihren männlichen Artgenossen wesentlich weniger ausgeprägte Brüste haben als Frauen, wird angenommen, dass die weibliche Brust eine große Anziehungskraft auf potenzielle Partner ausüben soll (und das offenbar auch tut).

Neben der Bedeutung für Männer ist die Brust und v.a. die Brustwarze auch für Frauen erotisch besetzt. Sie gehört zu den wichtigsten erogenen Zonen der Frau. Bei sexueller Erregung richten sich die Brustwarzen auf, und der Warzenhof zieht sich zusammen. Eine erigierte Brustwarze kann wie Penis und Klitoris intensive Emotionen hervorrufen. So ist bei manchen Frauen allein durch die Stimulierung der Brustwarzen ein Orgasmus möglich. Allerdings gibt es auch Frauen, die auf Berührung von Natur aus eher unsensibel reagieren.

2. VERLAUF DES HAUTSCHNITTS

Die hier abgebildeten Illustrationen zeigen die wichtigsten Variationen der möglichen Hautschnitte und die damit verbundenen Narbenverläufe. Die Reihenfolge wurde bewusst so gewählt, dass von narbensparenden Techniken zu Techniken mit längeren Narbenverläufen übergegangen wird. Aufgrund der Tatsache, dass die meisten Brustverkleinerungen bei eher großen Brüsten vorgenommen werden (Resektionsgewicht von mehr als 500g / Seite) und dabei die Hebestrecke des MAK eher lang ist (>10 cm), findet man mit narbensparenden Techniken nur selten das Auslangen. Der T-förmige Hautschnitt ist daher bei den medizinisch indizierten und von den Krankenkassen übernommenen Eingriffen am häufigsten notwendig.

NARBENVERLAUF NACH HINDERER / BENELLI

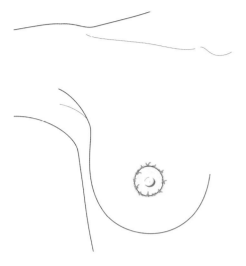

Der kreisrunde auf den Warzenhof beschränkte Narbenverlauf ist von allen Hautschnitten der kürzeste und unauffälligste. Die Narbe ist bei guter Abheilung fast unsichtbar. Methoden mit diesem Hautschnitt können nur dann gewählt werden, wenn die notwendige Hebestrecke der Brustwarze gering ist (< 5 cm) und nur wenig Brustgewebe entfernt werden muss.

KURZER VERTIKALER NARBENVERLAUF NACH LASSUS/ LEJOUR

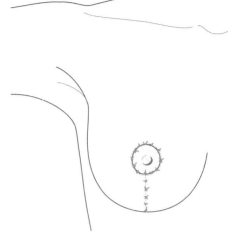

Der vertikale Narbenverlauf (kurz) resultiert aus einer modernen Technik. Die Narbe verläuft rund um den Warzenhof und senkrecht nach unten bis zur Unterbrustfalte. Diese Methode eignet sich, wenn die notwendige Hebestrecke der Brustwarze nicht allzu lang ist (5–8 cm) und nur mäßig Brustgewebe entfernt werden muss.

LANGER VERTIKALER NARBENVERLAUF NACH LASSUS/LEJOUR

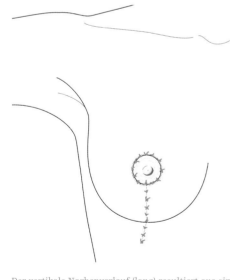

Der vertikale Narbenverlauf (lang) resultiert aus einer modernen Technik. Die Narbe verläuft rund um den Warzenhof und senkrecht über die Unterbrustfalte hinaus nach unten. Diese Methode eignet sich für Brustverkleinerungen mit langer notwendiger Hebestrecke der Brustwarze (> 10 cm) und wenn viel Brustgewebe entfernt werden muss.

HINWEIS

Der lange vertikale Narbenverlauf nach Lassus/Lejour hat den Nachteil, dass sich das Brustgewebe nicht sehr gut formen lässt und dass ein Teil der Narbe auch bei Tragen eines BHs / Bikinioberteils sichtbar ist. Ob dem vermeintlichen Vorteil einer fehlenden Narbe im Bereich der Unterbrustfalte der Vorzug gegeben werden soll (gegenüber dem Nachteil einer weniger schönen Brustform und Narben außerhalb des BHs) muss genau überlegt werden. Ich bin der Ansicht, dass die Form der Brust und die Kaschierbarkeit der Narbe wesentlich wichtiger sind.

B-FÖRMIGER NARBENVERLAUF NACH RÉGNAULT

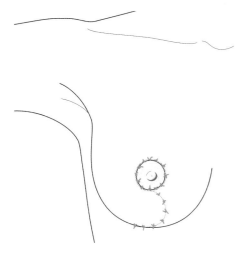

Der B-förmige Narbenverlauf nach Régnault ist verhältnismäßig narbensparend. Die Narbe verläuft rund um den Warzenhof (oberer B-Bauch) und danach bogenförmig Richtung Mitte (unterer B-Bauch), um dann in der Unterbrustfalte im seitlichen Brustbereich zu enden. Das Tragen tiefer Ausschnitte ist möglich, weil keine Hautschnitte im Bereich des Dekolletés gesetzt werden. Diese Methode eignet sich sehr gut für Brustverkleinerungen mit mittellangen Hebestrecken der Brustwarze (< 10 cm). Es kann viel Brustgewebe entfernt werden, die Formbarkeit der Brust ist optimal gegeben.

L-FÖRMIGER NARBENVERLAUF NACH MEYER / MARTINONI

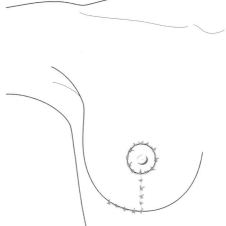

Der L-förmige Narbenverlauf nach Meyer / Martinoni ist verhältnismäßig narbensparend. Die Narbe verläuft rund um den Warzenhof, danach senkrecht nach unten sowie auf Höhe der Unterbrustfalte rechtwinkelig nach außen. Das Tragen tiefer Ausschnitte ist möglich, weil keine Hautschnitte im Bereich des Dekolletés gesetzt werden. Diese Methode eignet sich sehr gut für Brustverkleinerungen mit mittellangen Hebestrecken der Brustwarze (< 10 cm). Es kann viel Brustgewebe entfernt werden, die Formbarkeit der Brust ist optimal gegeben.

T-FÖRMIGER NARBENVERLAUF NACH LEXER

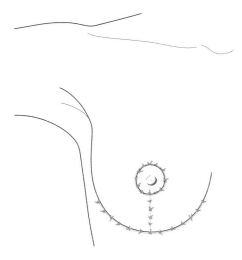

Der T-förmige Narbenverlauf nach Lexer wird weltweit sicher am häufigsten eingesetzt. Er erlaubt maximale Hebestrecken der Brustwarze, und es kann nahezu beliebig viel Brustgewebe entfernt werden. Diese Schnittführung ermöglicht auch die beste Formbarkeit der Brust. Sie wird daher vor allem bei großen und sehr stark hängenden Brüsten eingesetzt, bzw. auch dann, wenn die Formbarkeit der Brust eher schwierig erscheint. Der fast bis zur Körpermitte reichende Narbenverlauf verhindert allerdings das Tragen eines tiefen Dekolletés.

ZUSAMMENFASSUNG

Die angeführten Hautschnitte stellen nur eine kleine Übersicht der möglichen Schnittführungen dar. Sie können darüber hinaus auch leicht variiert zum Einsatz kommen. Letztlich muss der erfahrene Plastische Chirurg überlegen, welche Art der Schnittführung für die Patientin am besten geeignet ist. Prinzipiell erlaubt eine Technik mit kurzer Narbe weniger Formung der Brust als eine Technik mit längerer Narbe. Eine ästhetisch ansprechende Brustform ist für ein zufriedenstellendes Ergebnis jedoch wesentlich.

3. BLUTVERSORGUNG DES MAMMILLEN-AREOLA-KOMPLEXES (MAK): GESTIELTE UND FREIE TECHNIKEN

Soll im Rahmen einer Operation ein Gewebeteil versetzt werden, muss seine Blutversorgung in der Empfängerregion gesichert sein. Entweder bleibt die Blutversorgung von der Spenderregion bestehen (die dann mitverlagert werden muss), oder der Gewebeteil wird in der Empfängerregion neu mit Blut versorgt. Bei einer modernen Brustverkleinerung wird die Brust immer auch gestrafft, daher muss der MAK nach oben versetzt werden. Seine Durchblutung kann entweder von der Spenderregion, also vom darunterliegenden Brustgewebe, oder von der Haut in der Empfängerregion erfolgen. Man spricht einerseits von Stielung des MAK und andererseits von freier Transplantation des MAK.

Brustverkleinerung mit Stielung des Mammillen-Areola-Komplexes (MAK)

Einer der wichtigsten Aspekte der Brustverkleinerung bildet der funktionelle Erhalt des Mammillen-Areola-Komplexes (MAK). Unter Mammillen-Areola-Komplex versteht man die Einheit von Brustwarze und Warzenhof. Die wichtigste Funktion des MAK ist medizinisch gesehen die Stillfunktion. Ähnlich relevant ist die Sensibilität (Erregbarkeit). Beide Funktionen können im Rahmen einer Brustverkleinerung nur dann vollständig erhalten werden, wenn der MAK während der Operation nicht vom darunterliegenden Brustgewebe abgelöst wird. Eine Operationstechnik, bei welcher der MAK am Brustgewebe verbleibt, nennt man „gestielte Technik". Gestielt deshalb, weil der MAK an einem Gewebestiel verbleibt und von diesem mit Blut versorgt wird.

In Abhängigkeit der Region, von wo bei der Operation das Brustgewebe entfernt wird, erfolgt die Blutversorgung des MAK vom verbleibenden Gewebe. Definitionsgemäß werden alle Techniken mit gestielter Transposition (Versetzung) des MAK nach der Lokalisation der Blutversorgungsquelle (Stiel) benannt. Wird die Brust in den unteren Quadranten verkleinert, erfolgt die Durchblutung des MAK durch die verbleibenden oberen Quadranten, es handelt sich daher um eine Technik mit „oberem Stiel". Umgekehrt ist eine Technik, bei der Brustgewebe in den oberen Quadranten entfernt wird, eine Technik mit „unterem Stiel", weil die Durchblutung des MAK durch die unteren Quadranten erfolgt.

Nachdem der menschlichen Phantasie bekanntlich keine Grenzen gesetzt sind, entwickelten die Plastischen ChirugInnen seit 1921 eine Vielzahl von Operationsmethoden, die sich mehr oder weniger stark durch die Stielung des MAK (und auch durch die Schnittführung) voneinander unterscheiden. Neben den vier Himmelsrichtungen kann es natürlich kombinierte und auch geteilte Stiele geben. Es ist wahrscheinlich, dass im Zuge der Geschichte sogar weit mehr als die etwa 130 veröffentlichten OP-Methoden entwickelt wurden.

Im Wesentlichen unterscheidet man folgende Arten der Stielung:
- oberer Stiel (cranialer Stiel)
- unterer Stiel (caudaler Stiel)
- innerer Stiel (medialer Stiel)
- äußerer Stiel (lateraler Stiel)
- zentraler Stiel (zentraler Stiel)
- kombinierter Stiel (z. B. craniomedialer, caudolateraler Stiel etc.)

Bei der Planung einer Brustverkleinerung hat die Durchblutung des verbleibenden Gewebes oberste Priorität. Damit ist gemeint, dass die Operation so durchgeführt werden muss, dass alle Anteile der nunmehr verkleinerten Brust wie Brustdrüsengewebe, Fettgewebe, Haut und allen voran der MAK ausreichend gut durchblutet bleiben. Ein Absterben der Brustwarze (Nekrose) würde für die Patientin eine echte Katastrophe bedeuten. Wenn ein wenig Brustgewebe oder Fett zugrunde geht, ist das von außen zumeist nicht sichtbar aber durch Größenveränderungen oder durch eine Verhärtung im betroffenen Areal erkennbar oder spürbar, weil das schlecht durchblutete Gewebe abstirbt, schrumpft und vernarbt.

Eine Operationstechnik, bei welcher der MAK am Brustgewebe verbleibt, nennt man „gestielte Technik". Gestielt deshalb, weil der MAK an einem Gewebestiel verbleibt und von diesem mit Blut versorgt wird.

DIE BRUST VOR DER GEWEBEENTFERNUNG

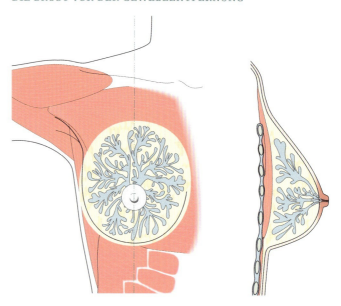

Darstellung der Brust vor einer Brustverkleinerung.

Je nach Art der Stielung wird zwischen „besonders sicheren" und etwas „weniger sicheren" Operationsmethoden unterschieden. Mit besonders sicherer Stielung können Nekrosen fast vollständig ausgeschlossen werden, diese Methoden sind jedoch aus ästhetischer Sicht nicht immer optimal geeignet. Der erfahrene Operateur kann / muss einschätzen, ob einer sicheren Methode der Vorrang gegeben werden muss oder ob ggf. auch eine etwas weniger sichere Methode eingesetzt werden kann. Wenn beispielsweise nicht besonders viel Gewebe entfernt werden muss (< 500 – 600g), die Hebestrecke nicht lang ist (< 10 cm) und die Patientin nicht raucht, kann ohne weiteres den ästhetischen Überlegungen Priorität eingeräumt werden und eine Technik mit nicht sehr sicherem Stiel eingesetzt werden.

> **HINWEIS**
>
> Für die Durchblutung des MAK sind Techniken mit oberem und unterem Stiel (cranialer & caudaler Stiel) sicherer als Techniken mit zentralem Stiel, die wiederum den Verlauf der sensiblen Nerven besonders schonen.

Die Art der Stielung hat auch einen Einfluss auf die sensible Versorgung der Brustwarze. Die den MAK versorgenden Nerven werden nicht mit jeder Art der Stielung gleichermaßen geschont. Manchmal muss zugunsten einer sicheren Durchblutung auf den bestmöglichen Erhalt der Sensibilität oder auf eine narbensparende Operationsmethode verzichtet werden. So ist bei Techniken mit oberem Stiel die Durchblutung bestens gewährleistet, die Verletzungsgefahr der Nerven aber höher als bspw. bei Techniken mit zentralem Stiel bzw. unterem / seitlichem Stiel, die die Nerven bestmöglich schonen, in gewissen Fällen (sehr große Brüste) jedoch ein etwas höheres Durchblutungsrisiko (Nekroserisiko) für den MAK mit sich bringen.

UNTERER (CAUDALER) STIEL

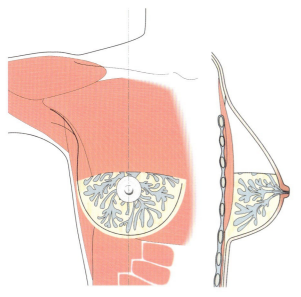

Darstellung einer Brust, bei der im Bereich der oberen Quadranten Brustgewebe entfernt wurde. Die Blutversorgung des MAK (Stielung) erfolgt durch das verbleibende Gewebe der unteren Quadranten. Man spricht daher von einer unteren (caudalen) Stielung.

BRUSTVERKLEINERUNG MIT UNTEREM STIEL NACH GEORGIADE 1979

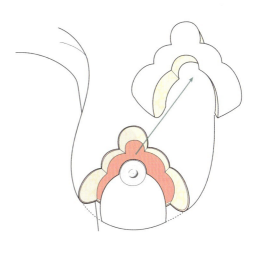

Diese Technik mit unterem (caudalem) Stiel ist nach Nicholas und Gregory Georgiade benannt. Die Gewebeentfernung erfolgt von den oberen Quadranten. Sie ist charakterisiert durch eine sichere Durchblutung, der Repositionierung der Brust sind jedoch Grenzen gesetzt.

OBERER (CRANIALER) STIEL

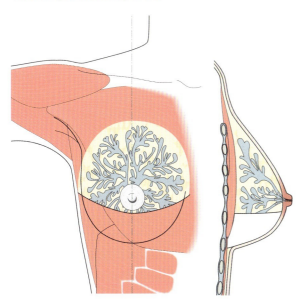

Darstellung einer Brust, bei der im Bereich der unteren Quadranten Brustgewebe entfernt wurde. Die Blutversorgung des MAK (Stielung) erfolgt durch das verbleibende Gewebe der oberen Quadranten. Man spricht daher von einer oberen (cranialen) Stielung.

BRUSTVERKLEINERUNG MIT OBEREM (CRANIALEM) STIEL NACH PITANGUY 1962

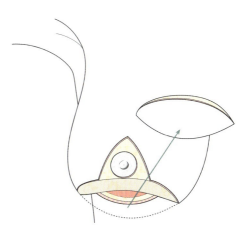

Diese Technik mit oberem (cranialem) Stiel ist nach dem berühmten Plastischen Chirurgen Ivo Pitanguy benannt. Die Gewebeentfernung erfolgt von den unteren Quadranten. Sie ist charakterisiert durch eine sehr sichere Durchblutung des verbleibenden Gewebes, eine ausgezeichnete Formbarkeit der Brust und eine optimale Repositionierungsmöglichkeit der Brust.

ÄUSSERER (LATERALER) STIEL

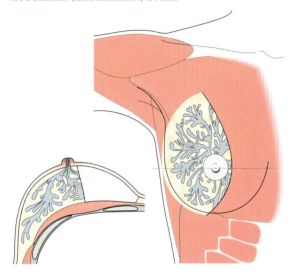

Darstellung einer Brust, bei der im Bereich der inneren Quadranten Brustgewebe entfernt wurde. Die Blutversorgung des MAK (Stielung) erfolgt durch das verbleibende Gewebe der äußeren Quadranten. Man spricht daher von einer äußeren (lateralen) Stielung.

INNERER (MEDIALER) STIEL

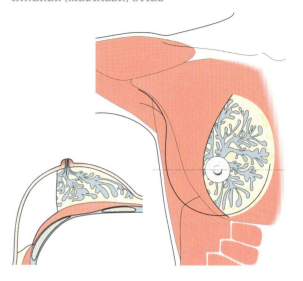

Darstellung einer Brust, bei der im Bereich der äußeren Quadranten Brustgewebe entfernt wurde. Die Blutversorgung des MAK (Stielung) erfolgt durch das verbleibende Gewebe der inneren Quadranten. Man spricht daher von einer inneren (medialen) Stielung.

ZENTRALER STIEL

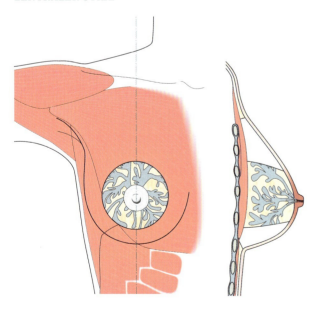

Darstellung einer Brust, bei der im Bereich aller vier Quadranten Brustgewebe entfernt wurde. Die Blutversorgung des MAK (Stielung) erfolgt durch das verbleibende, mittig gelegene (zentrale) Gewebe aller vier Quadranten. Man spricht daher von einer zentralen Stielung.

DIE ERSTE BRUSTVERKLEINERUNG MIT ZENTRALEM STIEL NACH AUBERT 1923

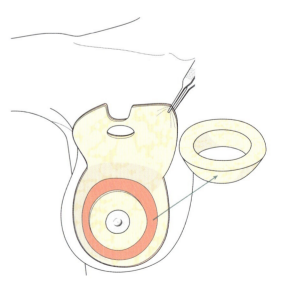

Bereits 1923 veröffentlichte Aubert diese Technik, die durch die zentrale Stielung des MAK charakterisiert ist. Die Gewebeentfernung erfolgt rundherum, aus einem großen Kegel wird ein kleiner Kegel gemacht. Die Durchblutung des verbleibenden Gewebes ist vergleichsweise geringer, die Formbarkeit und Repositionierungsmöglichkeit der Brust sind ebenfalls etwas eingeschränkt. Charakteristisch für diese Technik ist jedoch eine optimale Schonung der Milchgänge und Nerven.

BRUSTVERKLEINERUNG MIT NARBENSPARENDER TECHNIK UND GERINGER HEBESTRECKE
NACH HINDERER 1969 UND BENELLI 1990

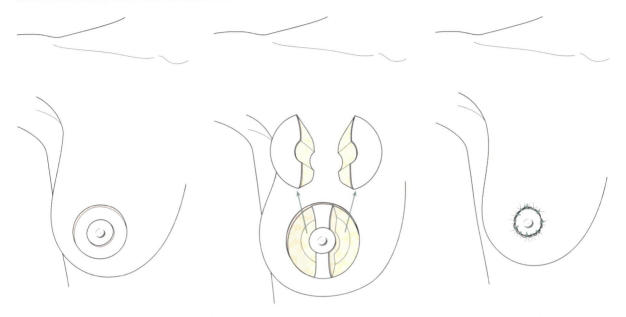

Bei dieser Technik ist der Hautschnitt erstmals auf den MAK beschränkt, die Gewebeentfernung erfolgt beidseits in die Tiefe.
Die Blutversorgung des MAK wird über zwei Dermisbrücken bei 12:00 Uhr und 18:00 Uhr und vom Brustgewebe gewährleistet.
Mit dieser Technik können nur mäßige Volumina entfernt werden, und die Hebestrecke ist ebenfalls beschränkt (<5 cm).

Brustverkleinerung mit freier Transplantation des Mammillen-Areola-Komplexes (MAK)

Wie im geschichtlichen Kapitel beschrieben, gibt es neben den gestielten Techniken noch eine andere Variante, mit welcher der MAK versetzt werden kann: die sog. „freie Transplantation". Hier wird der MAK vom darunterliegenden Gewebe gänzlich abgelöst und am Ende der Operation als Hauttransplantat in der gewünschten Position der operierten Brust angenäht. Wie bereits erwähnt, hat die freie Transplantation des MAK gegenüber der gestielten Technik klare Nachteile: Alle in den MAK einmündenden Milchgänge und ihn versorgenden sensiblen Nerven werden durchtrennt. Daher geht die Stillfähigkeit fast regelhaft verloren und die Sensibilität (Erregbarkeit) in der überwiegenden Mehrzahl der Fälle ebenso. Dennoch hat die Brustverkleinerung mit freier Transplantation des MAK auch heute noch

Heutzutage werden Techniken mit freier Transplantation des MAK nur bei übergroßen Brüsten (Gigantomastie) eingesetzt, weil die notwendige Hebestrecke zu lang ist, um gestielt arbeiten zu können.

ihre medizinische Indikation. Muss mehr als 1 kg Gewebe / Seite entfernt werden (man spricht von „Gigantomastie"), ist die notwendige Hebestrecke des MAK oft zu lang, um eine gestielte Technik einsetzen zu können. In diesem Fall muss der MAK frei transplantiert werden.

BRUSTVERKLEINERUNG MIT FREIER TRANSPLANTATION DES MAK – OP-SCHRITT 1

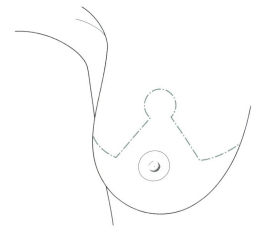

Darstellung einer Brustverkleinerung bei geplanter freier Transplantation des MAK. Entlang der gestrichelten Linie erfolgt der Hautschnitt.

BRUSTVERKLEINERUNG MIT FREIER TRANSPLANTATION DES MAK – OP-SCHRITT 2

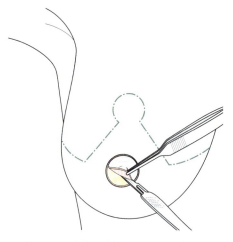

Vor dem Hautschnitt wird der MAK mit allen Hautschichten vom darunterliegenden Brustgewebe abgelöst.

BRUSTVERKLEINERUNG MIT FREIER TRANSPLANTATION DES MAK – OP-SCHRITT 3

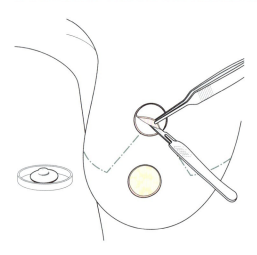
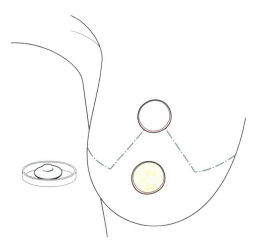

Der MAK wird bis zum Ende der Operation feucht aufbewahrt. Dort wo am Ende der Operation der MAK eingebracht werden soll, wird die Haut nicht vollständig entfernt, sondern nur die Epidermis von der Dermis abgelöst (Deepithelialisierung). Die Dermis ist ein idealer Wundgrund für den zu transplantierenden MAK.

BRUSTVERKLEINERUNG MIT FREIER TRANSPLANTATION DES MAK – OP-SCHRITT 4

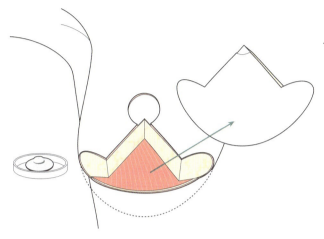

Nun erfolgt die Entfernung des Gewebeüberschusses im Bereich der unteren Quadranten.

BRUSTVERKLEINERUNG MIT FREIER TRANSPLANTATION DES MAK – OP-SCHRITT 5

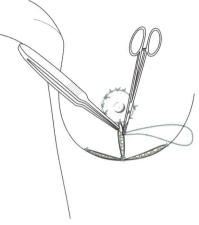

Der MAK wird in die vorgesehene Position eingenäht, die einander zugekehrten Wundränder werden zusammengezogen und vernäht.

BRUSTVERKLEINERUNG MIT FREIER TRANSPLANTATION DES MAK – OP-SCHRITT 6

Abschluss der Operation.

4. MOBILISIERUNG DES VERBLEIBENDEN GEWEBES

Bei der Wahl der Technik ist es wichtig einzuschätzen, ob das verbleibende Gewebe in seiner Position belassen werden soll oder nicht. Neben einer Verkleinerung der Brust kann auch eine Veränderung ihrer Lage gewünscht sein. Als ästhetische Richtlinie gilt: Die Brustwarzen sollten nach der Korrektur in etwa auf halber Höhe des Oberarms liegen. Ist bspw. zu befürchten, dass die Brüste auch nach der Operation zu tief liegen, sollte eine Technik gewählt werden, mit welcher die Unterbrustfalte (Submammärfalte) etwas nach oben versetzt werden kann. Das setzt voraus, dass das gesamte Brustgewebe vom Brustmuskel abgelöst wird und am Ende der Verkleinerung in einer neuen, ästhetisch ansprechenderen Position am Brustmuskel angenäht wird. Durch das vollständige Abheben der verbleibenden Brust vom Brustmuskel ist jedoch die Wahrscheinlichkeit größer, dass die aufsteigenden Nerven bei diesem Manöver verletzt werden.

Techniken mit unterem bzw. zentralem Stiel ermöglichen eine Positionskorrektur nicht bzw. nur in geringem Maße, während Techniken mit oberem Stiel für jede Art der Positionskorrektur sehr gut geeignet sind.

5. BILDUNG EINES INNEREN BHS (DERMISSUSPENSION)

Mit der Bildung einer Dermissuspension wird das Brustgewebe innen aufgehängt, man spricht von einem „inneren BH". Damit wird das Absinken der Brust verzögert, und die Haut wird weniger gedehnt.

Ziel einer gelungenen Brustverkleinerungsoperation muss es sein, das Operationsergebnis möglichst lange zu erhalten. Selbst bei guten genetischen Bindegewebeeigenschaften und bei Ausbleiben von Gewichtsschwankungen wird die Schwerkraft mit der Zeit ein Absinken der operierten Brust bewirken. Man kann also davon ausgehen, dass die Brust in der Regel nach mehreren Jahren deutlich absinkt. Neben der Schwerkraft ist auch der Elastizitätsverlust der Haut und des Bindegewebes ein wichtiger Faktor.

Die Plastischen Chirurgen zerbrechen sich schon lange den Kopf darüber, wie man das Gewicht der Brust „innen" abfangen kann, um die Dehnung der Haut herabzusetzen und das Ausmaß des Absinkens zu reduzieren. Hinderer war wahrscheinlich der Erste, der im Jahr 1969 eine Technik publizierte, bei welcher das operierte Brustgewebe am Brustmuskel quasi aufgehängt wurde – er bildete gewissermaßen einen inneren BH. Mittlerweile gibt es etwa zehn publizierte Arbeiten, in denen die Bildung eines inneren BHs beschrieben wird. Dieser BH wird regelhaft aus Dermis (Lederhaut) gebildet, daher spricht man im Fachjargon auch von „Dermissuspension". Technisch gesehen ist die Bildung der Dermissuspension einfach: Ein Teil der überschüssigen Haut wird nicht verworfen, sondern lediglich deepithelialisiert, man „schält" also mit dem Skalpell die oberste Hautschicht (Epidermis) von der darunterliegenden Dermis (Lederhaut) einfach ab. Die Lederhaut ist eine sehr stabile Struktur und mit dem darunterliegenden Brustgewebe fest verwachsen. Näht man den unteren Rand der Lederhaut an den Brustmuskel, wird die Brust quasi innen aufgehängt.

Ich setze sehr häufig eine narbensparende Methode mit oberem Stiel ein, wodurch eine ausgezeichnete Durchblutung des MAK gesichert ist. Sie eignet sich für deutliche Volumenreduktionen (bis 800 g / Seite), Straffungen mit einer Hebestrecke bis zu 10 cm sind problemlos möglich. Weiters ist eine optimale Formung und Repositionierung der Brust gewährleistet. Die Bildung eines inneren BHs ist bei dieser Technik Standard.

Die meisten ProtagonistInnen dieser Techniken haben eine altbewährte Technik, die ursprünglich ohne Dermissuspension durchgeführt wurde, modifiziert und durch die Dermissuspension ergänzt. Auch eine von mir eingesetzte Methode stellt eine Ergänzung der bekannten B-Technik von Régnault dar.

Der Einsatz der Dermissuspension zählt zu den jüngsten Fortschritten im Rahmen der ästhetischen Brustverkleinerungschirurgie. Allein zwischen 1999 und 2005 wurden sechs neue Publikationen zu diesem Thema veröffentlicht.

IV
WAS IST FÜR DIE PATIENTINNEN WICHTIG?

WELCHE PRIORITÄTEN KÖNNEN GESETZT WERDEN?

IV Was ist für die Patientinnen wichtig?

Mit der Patientin sollte beim Beratungsgespräch vor der Operation geklärt werden, welche Aspekte der Brustverkleinerung für sie Priorität haben. So kann der Chirurg eine geeignete Technik vorschlagen, die Charakteristika des gewählten Verfahrens erklären und die Vor- und Nachteile erörtern. Nachstehend die wichtigsten Punkte, die vor der Operation besprochen werden sollten.

1. REDUKTION DER GEWICHTSBELASTUNG

Die Verkleinerung der Brust und die damit einhergehende Gewichtsentlastung ist zumeist der Hauptgrund, weshalb sich Frauen für den Eingriff entscheiden. Wie viel Brustgewebe tatsächlich entfernt werden soll, ist oft gar nicht so leicht festzulegen. Im Gegensatz zur Brustvergrößerung, wo vor dem Spiegel mit Implantaten und einem BH der gewünschten Körbchengröße probiert werden kann, wie die angestrebte Größe aussieht, ist ein solcher Probelauf bei der Brustverkleinerung leider nicht möglich. Zudem kann der von den Patientinnen häufig geäußerte Wunsch nach einer bestimmten Körbchengröße irreführend sein, weil ja die Breite des Brustkorbs auch für die Breite der Brust bestimmend ist. Daher ist ein B-Körbchen nicht immer dasselbe B-Körbchen, und es bedarf eines ausführlichen Gesprächs, um das gewünschte und geeignete Ausmaß der Brustverkleinerung auszuarbeiten. Außerdem wird das Ausmaß der Brustverkleinerung von den Patientinnen wegen des langjährigen Leidensdrucks oft zu radikal angesetzt, und es ist die Aufgabe des behandelnden Arztes, auf harmonische Proportionen hinzuweisen. Es wäre beispielsweise nicht vertretbar, bei einer 170 cm großen, normal gebauten Patientin einer Verkleinerung von Cup D auf Cup A zuzustimmen.

2. SENSIBILITÄT DES MAK

Die Sensibilität (Erregbarkeit) des MAK und insbesondere der Brustwarzen ist für die meisten Frauen von großer Bedeutung. Andererseits gibt es auch Frauen, die auf Berührung von Natur aus eher unsensibel reagieren. Je nachdem, wie wichtig der Erhalt der Sensibilität für die Patientin ist, kann der Plastische Chirurg das operative Konzept danach ausrichten. Wie bereits erwähnt, gibt es Techniken, die die sensiblen Nerven in größerem Ausmaß schonen als andere.

Wie viel Brustgewebe bei einer Brustverkleinerung tatsächlich entfernt werden soll, ist nicht leicht festzulegen. Im Gegensatz zur Brustvergrößerung, wo mit Implantaten und einem BH der gewünschten Körbchengröße probiert werden kann, ist ein solcher Probelauf bei der Brustverkleinerung leider nicht möglich. Das Ausmaß der Verkleinerung muss im Zuge des Beratungsgesprächs genau besprochen werden.

3. STILLFÄHIGKEIT

Für die meisten Frauen mit nicht abgeschlossener Familienplanung ist der Erhalt der Stillfähigkeit wichtig. In diesem Fall sollte eine Brustverkleinerungstechnik gewählt werden, bei der das verbleibende Brustgewebe möglichst wenig in Mitleidenschaft gezogen wird, damit so wenig Milchgänge wie möglich verletzt werden. Ist die Familienplanung hingegen bereits abgeschlossen, kann die eingesetzte Technik anderen Kriterien angepasst werden.

4. FORM UND AUSSEHEN DER BRUST

Selbstverständlich wünschen sich alle Frauen, die sich einer Brustverkleinerung unterziehen, dass ihre operierten Brüste eine natürliche Form haben und schön aussehen. Hier spielt die Ausgangslage eine entscheidende Rolle, weil sie die Auswahl der OP-Methode u. U. einschränkt. Eine sehr große Brust, die auch sehr tief hängt, kann nur mit einer Technik verkleinert und schön geformt werden, die einerseits eine starke Hebung des MAK und andererseits eine gute Verteilbarkeit des verbleibenden Gewebes ermöglicht. Im Gegensatz dazu kann eine übergroße Brust, die schön geformt und gut platziert ist, auch mit narbensparenden Techniken sowie mit vielen Stielvariationen verkleinert werden. Die Evaluierung dieser Grundvoraussetzungen gemeinsam mit dem gewünschten Ausmaß der Volumenverkleinerung werden letztendlich die Wahl der Technik bestimmen.

5. DAUERHAFTIGKEIT DES OPERATIONSERGEBNISSES

Anders als bei einer Nasenkorrektur oder der Korrektur abstehender Ohren, wo sich das erzielte Operationsergebnis kaum verändert, sind der Dauerhaftigkeit einer Brustverkleinerung bedauerlicherweise Grenzen gesetzt. Vor allem die Einwirkung der Schwerkraft führt dazu, dass die Brust nach mehreren Jahren wieder absinkt. Wie rasch dies geschieht, hängt vorrangig von der verbleibenden Größe ab. Ein Cup C wird schneller absinken als ein Cup B. Weiters spielen die individuellen Gewebeeigenschaften und das Alter eine große Rolle – wie gut ist die Hautelastizität, wie sieht das Verhältnis zwischen Brustgewebe und Fett aus? Diese Faktoren können leider nur bedingt beeinflusst werden, allerdings kann die Wahl der Technik das Ausmaß des Absinkens durchaus abfedern. Insbesondere das Setzen eines inneren BHs (Dermissuspension) ist hierfür ein geeignetes Manöver. Welche Art des Stiels gewählt wird, hat ebenfalls eine gewisse Bedeutung.

Schwangerschaften und Gewichtsschwankungen können das Ergebnis einer Brustverkleinerung negativ beeinflussen.

Es versteht sich von selbst, dass Schwangerschaften das Operationsergebnis gefährden. Durch die Größenzunahme wird die Haut gedehnt, und die Brust sinkt nach der Schwangerschaft zumeist etwas ab. Wurde gestillt, verschlechtert sich das Operationsergebnis häufig ebenfalls.

Bereits geringe Gewichtsschwankungen (3–4 kg) können die Größe der Brust und damit das Ergebnis einer Brustverkleinerung ebenso deutlich beeinflussen.

> Durch die Bildung eines inneren BHs (Dermissuspension) kann die Hautspannung zum Teil herabgesetzt werden, dies wirkt sich günstig auf die Narbenqualität aus.

6. NARBENVERLAUF (KLEIDUNG)

Die Wahl des Hautschnitts will gut überlegt sein. Der Verlauf und die Länge der Narbe müssen mit der Patientin genau besprochen werden. Natürlich wünscht die Mehrzahl der Patientinnen möglichst kurze Narben. Insbesondere das Dekolleté sollte narbenfrei bleiben, um auch weiterhin das Tragen von Kleidern und Oberteilen mit tiefem Ausschnitt zu ermöglichen. In Abhängigkeit der anatomischen Voraussetzungen der Brust können narbensparende Techniken leider nicht immer eingesetzt werden, insbesondere dann, wenn die Form der Brust Priorität hat. Ist der Patientin die Form etwas weniger wichtig, kann ein narbenfreies Dekolleté nahezu immer erzielt werden.

7. NARBENQUALITÄT

Abgesehen vom Narbenverlauf ist klarerweise auch die Qualität der Narbe für die Patientin von Bedeutung. Im Idealfall heilt die Narbe zart, schmal und strichförmig ab. Unschöne Heilungsverläufe stellen verbreiterte (dehiszente) und überschießende (hypertrophe) Narben dar. Selten kann es auch zu Narbenkeloiden kommen. Dehiszente Narben entstehen aufgrund der starken Spannung beim Wundverschluss und durch das Eigengewicht der Brust, das die Narben ebenfalls auseinanderweichen lässt. Durch die Bildung eines inneren BHs (Dermissuspension) kann die Hautspannung zum Teil herabgesetzt werden, dies wirkt sich günstig auf die Narbenqualität aus. Dehiszente Narben können nach einem Jahr in Lokalanästhesie korrigiert werden.

Hypertrophe Narben und Narbenkeloide entstehen durch eine individuelle genetische Prädisposition und können mit konservativen Maßnahmen (Silikonpflaster, Narbensalben etc.) behandelt werden. In besonders hartnäckigen Fällen können Narbenkeloide operiert und die Wundränder anschließend bestrahlt werden. Junge Patientinnen neigen eher zu hypertrophen Narben als ältere Patientinnen.

ZUSAMMENFASSUNG

Die ideale Brustverkleinerungstechnik würde eine sichere Durchblutung des verbleibenden Gewebes und des MAK gewährleisten, eine optimale Formbarkeit und Repositionierung der Brust ermöglichen, die Sensibilität der Brustwarze erhalten, die Stillfunktion sicherstellen, eine kurze und schöne Narbe hinterlassen und ein dauerhaftes Ergebnis erzielen. Leider ist es nur in den seltensten Fällen möglich, alle genannten Punkte zu realisieren. Zumeist ist es notwendig, einigen Faktoren gegenüber anderen den Vorrang zu geben. Ist eine Hebestrecke von mehr als 10 cm notwendig und muss ein gewisses Volumen entfernt werden, kann eine narbensparende Technik kaum eingesetzt werden. Ähnliche Kompromisse sind bei anderen Faktoren notwendig. Mit der Patientin sollte beim Beratungsgespräch vor der Operation geklärt werden, welche Aspekte der Brustverkleinerung Priorität haben.

V
DIE OPERATION IM DETAIL

BEISPIEL EINER SICHEREN
BRUSTVERKLEINERUNGSTECHNIK

V Die Operation im Detail

Wir möchten Ihnen anhand einiger Illustrationen die einzelnen OP-Schritte einer Brustverkleinerungsoperation zeigen. Diese oft von mir eingesetzte Technik hat einen oberen Stiel, stützt das Gewebe mit einer Dermissuspension (innerer BH), erlaubt eine ausgezeichnete Formung des verbleibenden Gewebes und ermöglicht auch eine optimale Neupositionierung der Brust. Die Methode eignet sich gut, wenn die Hebestrecke des MAK 10 cm nicht überschreitet und wenn für die Patientin ein narbenfreies Dekolleté wichtig ist. Wie der Fotoblock zeigt, sind die erzielten Ergebnisse ästhetisch ansprechend. Der einzige Nachteil bildet das vergleichsweise etwas höhere Risiko der Sensibilitätseinbuße des MAK.

Die hier gezeigte Brustverkleinerung ist eine narbensparende Technik mit oberem Stiel, Dermissuspension und ausgezeichneter Formbarkeit sowie Repositionierbarkeit des verbleibenden Brustgewebes. Sie eignet sich sehr gut bei Hebestrecken bis zu 10 cm, und es können bis zu 800 g / Seite entfernt werden. Lediglich das Risiko des Sensibilitätsverlusts des MAK ist etwas höher als bei Techniken mit zentralem oder unterem Stiel.

Ich möchte nochmals darauf hinweisen, dass es über 130 publizierte Operationsmethoden für die Brustverkleinerung gibt. Jeder erfahrene Plastische Chirurg beherrscht einige Techniken und erzielt in der Regel korrekte Ergebnisse. Ich habe mit der hier gezeigten Technik nur gute Erfahrungen gemacht.

PLANUNG EINER BRUSTVERKLEINERUNG

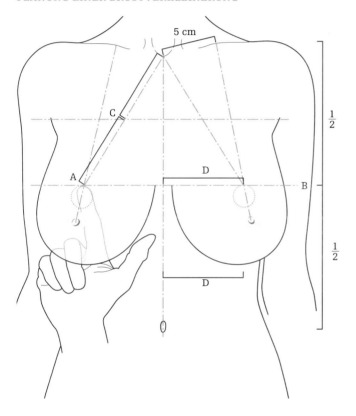

Als erstes wird die neue Position des MAK bestimmt. Der Oberrand des MAK (A) sollte in etwa auf halber Höhe des Oberarms (B) und auf Höhe der Unterbrustfalte liegen. Die Strecke zwischen dem Oberrand des MAK und dem Brustbein (D) sollte etwa 9–10 cm betragen. Die Strecke zwischen Oberrand des MAK und der Drosselgrube (Jugulum – Grube zwischen den beiden Schlüsselbeinen) dient ebenfalls als Richtlinie, ihre halbe Strecke (C) sollte auf Höhe der oberen Grenze der Achselfalte liegen.

OP-SCHRITT 1

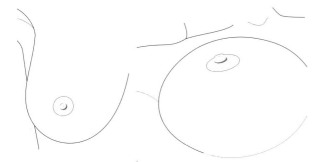

Darstellung der Brust in stehender und liegender Position vor der Operation.

OP-SCHRITT 2

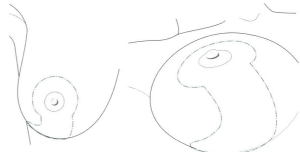

Anzeichnen der Hautschnitte entsprechend der B-Technik nach Régnault.

OP-SCHRITT 3

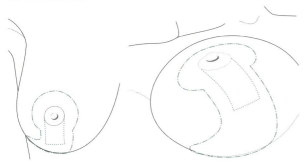

Anzeichnen der Dermissuspension. Dieses Areal wird deepithelialisiert, d.h. die oberste Hautschicht (Epidermis) wird von der darunterliegenden Hautschicht (Dermis, Lederhaut) abgelöst. Der untere Rand dieses Dermisstreifens wird gegen Ende der Operation an die Muskelfaszie genäht und bildet dadurch den „inneren BH", der das Absinken der Brust nach der Operation verhindern soll.

OP-SCHRITT 4

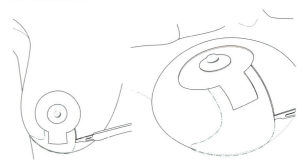

Das Areal um den MAK und die Dermis ist bereits deepithelialisiert, mit dem Skalpell wird der zu entfernende Anteil des Brustgewebes umschnitten. Das zu entfernende Gewebe befindet sich in diesem Fall in den beiden unteren Quadranten, die Blutversorgung des MAK erfolgt daher über die beiden oberen Quadranten, man spricht also von einer „oberen Stielung".

OP-SCHRITT 5

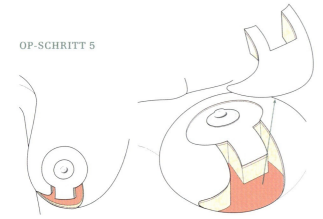

Das zu entfernende Brustgewebe wird herausgelöst. Bei Bedarf kann auch von der Basis der verbleibenden Brust Gewebe zur weiteren Volumenreduktion entfernt werden.

OP-SCHRITT 6

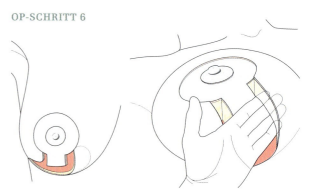

Mit der Hand werden die umliegenden Gewebeanteile vom Brustmuskel gelöst, um später miteinander vernäht zu werden.

OP-SCHRITT 7

Mit der Hand werden die umliegenden Gewebeanteile vom Brustmuskel gelöst, um später miteinander vernäht zu werden.

OP-SCHRITT 8

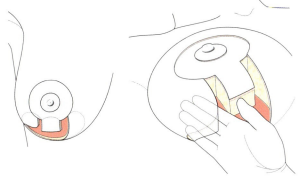

Mit der Hand werden die umliegenden Gewebeanteile vom Brustmuskel gelöst, um später miteinander vernäht zu werden.

OP-SCHRITT 9

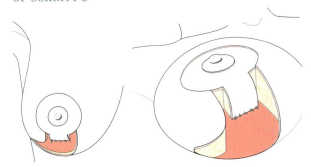

Zentraler Punkt der Operation: Der Unterrand der Dermis wird an den Brustmuskel genäht, wodurch der „innere BH" gebildet wird (Dermissuspension).

OP-SCHRITT 10

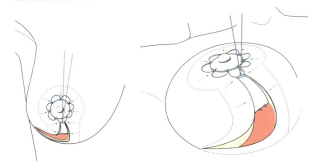

Die Wundränder werden zusammengezogen und vernäht. Rund um die Areola beginnt man mit dem Nähen bei den vier Himmelsrichtungen, setzt anschließend weitere Nähte dazwischen, um die Spannung gleichmäßig aufzuteilen.

OP-SCHRITT 11

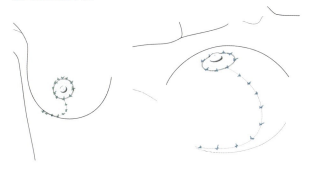

Am Ende der Operation zeigt sich eine B-förmige Narbe unter Aussparung der Unterbrustfalte in Richtung Dekolleté.

BRUSTVERKLEINERUNG OHNE INNEREN BH NACH ÖHLER / PITANGUY

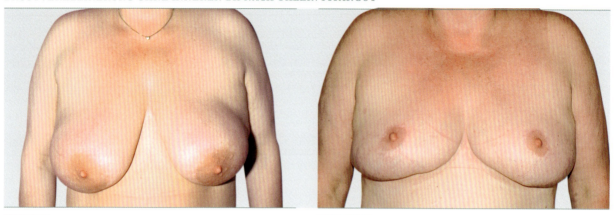

VORHER — NACHHER

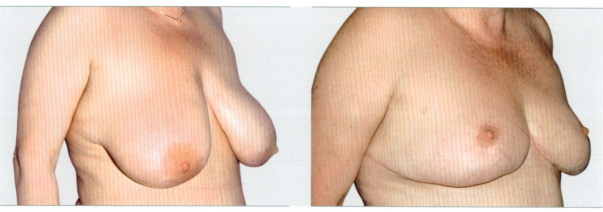

VORHER — NACHHER

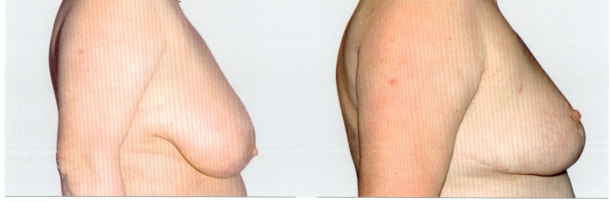

VORHER — NACHHER

Bei dieser Patientin wurden rechts 912 g und links 720 g Gewebe entfernt. Es wurde eine Technik mit T-förmigem Hautschnitt und unterem Stiel eingesetzt (Öhler/Pitanguy-Technik). Die Fotos zeigen das Ergebnis 1½ Jahre nach dem Eingriff.

BRUSTVERKLEINERUNG MIT INNEREM BH NACH TURKOF

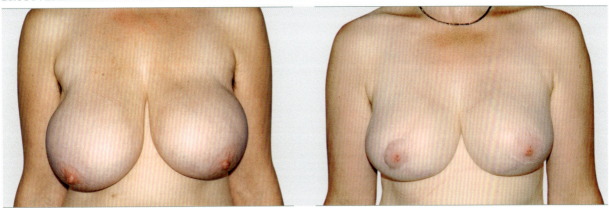

VORHER · NACHHER

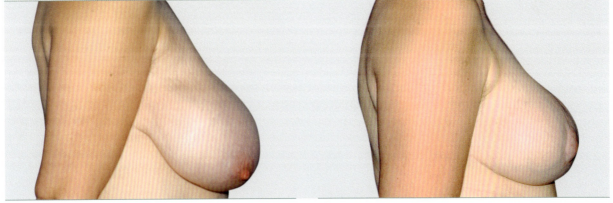

VORHER · NACHHER

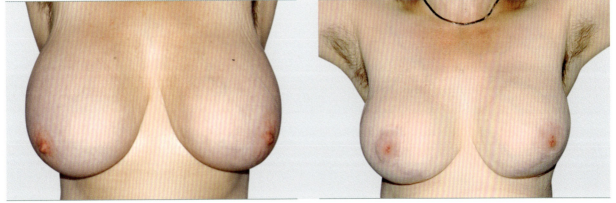

VORHER · NACHHER

Bei dieser Patientin wurden rechts 580 g und links 360 g Gewebe entfernt. Es wurde eine narbensparende Technik (B-förmiger Hautschnitt, das Dekolleté ist narbenfrei) mit oberem Stiel und Dermissuspension (innerer BH) eingesetzt (Turkof-Technik). Die Fotos zeigen das Ergebnis 2 ½ Jahre nach dem Eingriff.

BRUSTVERKLEINERUNG MIT INNEREM BH NACH TURKOF

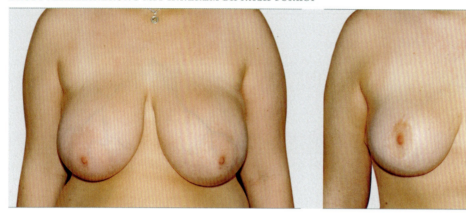

VORHER

NACHHER

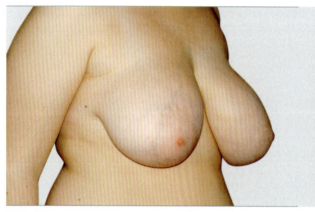
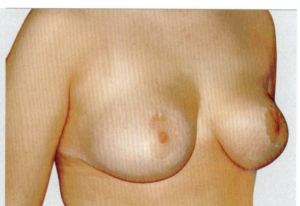

VORHER

NACHHER

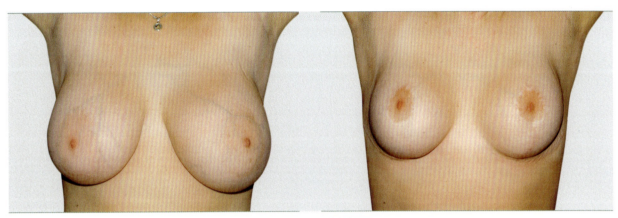

VORHER　　　　　　　　　　　　　　　NACHHER

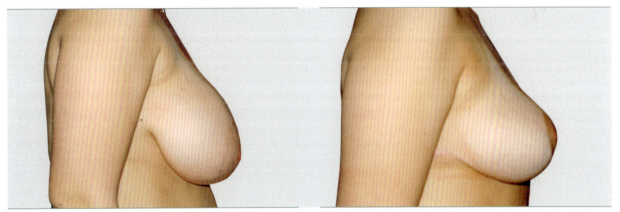

VORHER　　　　　　　　　　　　　　　NACHHER

Bei dieser jungen Patientin wurden rechts 324 g und links 496 g Gewebe entfernt. Es wurde eine narbensparende Technik (B-förmiger Hautschnitt, das Dekolleté ist narbenfrei) mit oberem Stiel und Dermissuspension (innerer BH) eingesetzt (Turkof-Technik). Die Fotos zeigen das Ergebnis zwei Jahre nach dem Eingriff. Die leicht verbreiterten Narben rund um den Warzenhof wollte die Patientin nicht korrigiert haben.

BRUSTVERKLEINERUNG MIT INNEREM BH NACH TURKOF

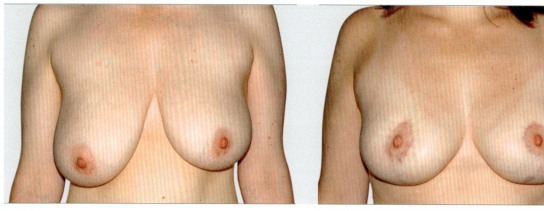

VORHER

NACHHER

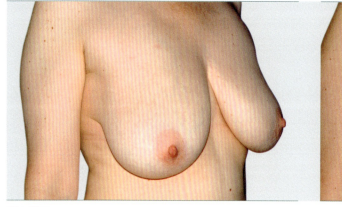

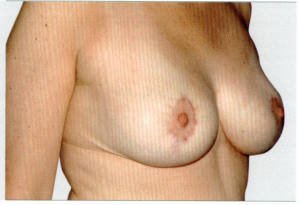

VORHER

NACHHER

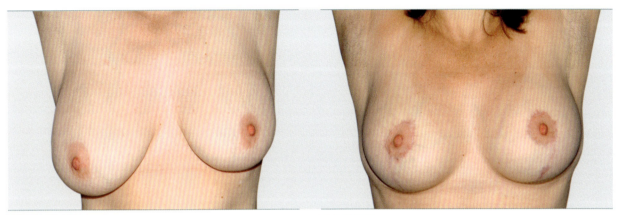

VORHER　　　　　　　　　　　　　　　　　NACHHER

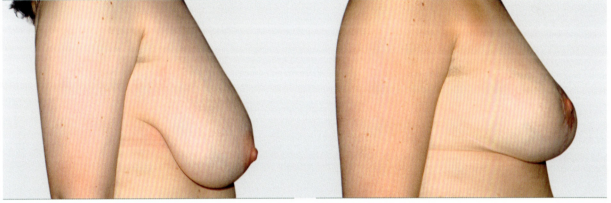

VORHER　　　　　　　　　　　　　　　　　NACHHER

Bei dieser Patientin wurden rechts 250 g und links 100 g Gewebe entfernt. Es wurde eine narbensparende Technik (B-förmiger Hautschnitt, das Dekolleté ist narbenfrei) mit oberem Stiel und Dermissuspension (innerer BH) eingesetzt (Turkof-Technik). Die Fotos zeigen das Ergebnis ein Jahr nach dem Eingriff. Die noch etwas verdickte Narbe wurde ein halbes Jahr lang mit Silikon-Pflaster behandelt.

BRUSTVERKLEINERUNG MIT INNEREM BH NACH TURKOF

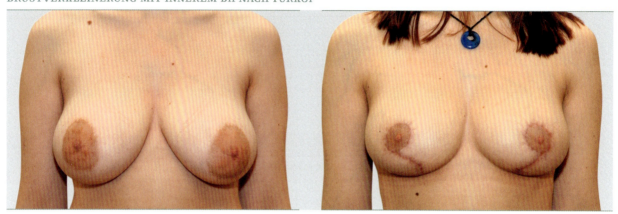

VORHER　　　　　　　　　　　　　　　　NACHHER

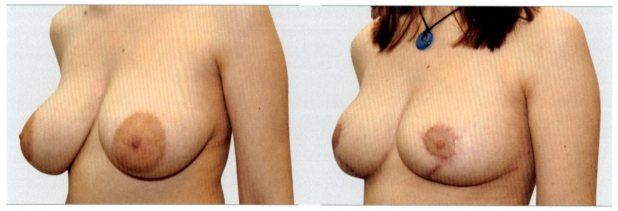

VORHER　　　　　　　　　　　　　　　　NACHHER

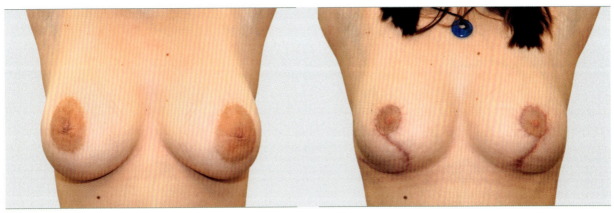

VORHER　　　　　　　　　　　　　　　　NACHHER

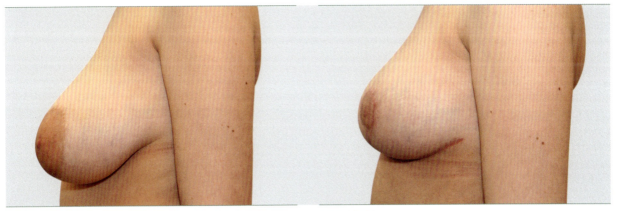

VORHER　　　　　　　　　　　　　　　　NACHHER

Bei dieser Patientin wurden rechts 205 g und links 175 g Gewebe entfernt. Es wurde eine narbensparende Technik (B-förmiger Hautschnitt, das Dekolleté ist narbenfrei) mit oberem Stiel und Dermissuspension (innerer BH) eingesetzt (Turkof-Technik). Die Fotos zeigen das Ergebnis drei Monate nach dem Eingriff, daher die noch sichtbare Rötung der Narben.

BRUSTVERKLEINERUNG MIT INNEREM BH NACH TURKOF

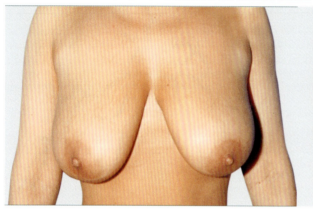
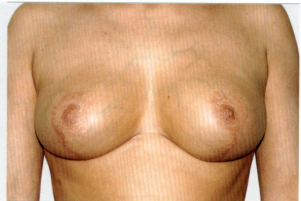

VORHER

NACHHER

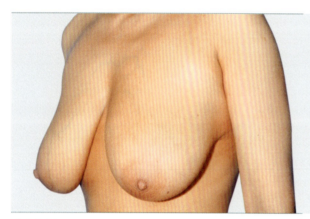
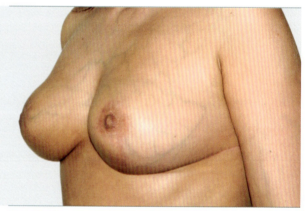

VORHER

NACHHER

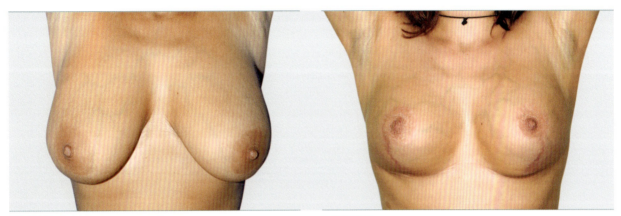

VORHER NACHHER

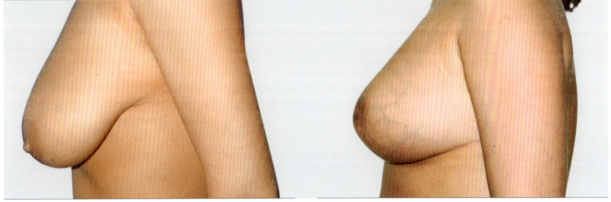

VORHER NACHHER

Bei dieser Patientin wurden beidseits 260 g Gewebe entfernt. Es wurde eine narbensparende Technik (B-förmiger Hautschnitt, das Dekolleté ist narbenfrei) mit oberem Stiel und Dermissuspension (innerer BH) eingesetzt (Turkof-Technik). Die Fotos zeigen das Ergebnis ein Jahr nach dem Eingriff.

BRUSTVERKLEINERUNG MIT INNEREM BH NACH FREY

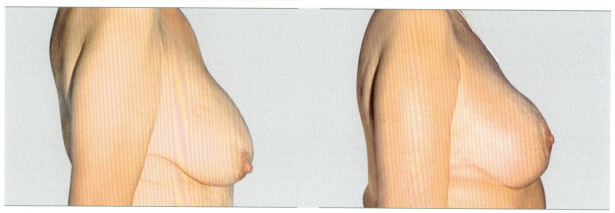

VORHER NACHHER

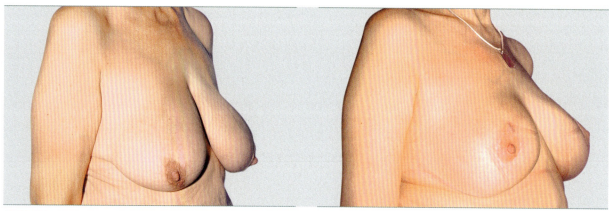

VORHER NACHHER

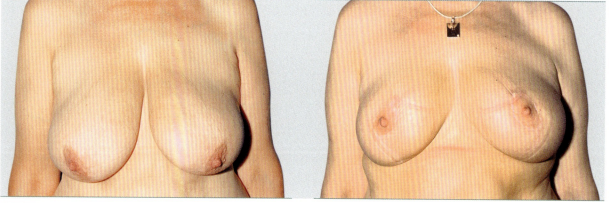

VORHER NACHHER

Bei dieser Patientin wurden rechts 780 g und links 620 g Gewebe entfernt. Es wurde eine narbensparende Technik (B-förmiger Hautschnitt, das Dekolleté ist narbenfrei) mit zentralem Stiel und Dermissuspension (innerer BH) eingesetzt (Frey-Technik). Die Fotos zeigen das Ergebnis ein Jahr nach dem Eingriff.

BRUSTVERKLEINERUNG MIT INNEREM BH NACH EREN

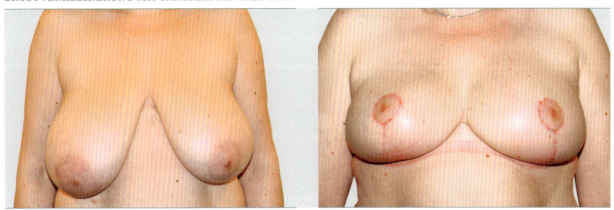

VORHER　　　　　　　　　　　　　　　　　　NACHHER

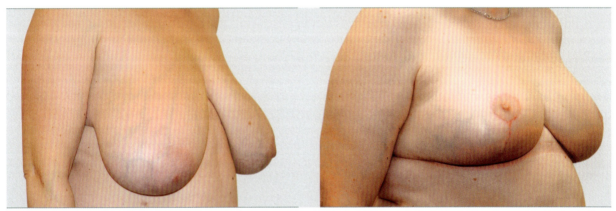

VORHER　　　　　　　　　　　　　　　　　　NACHHER

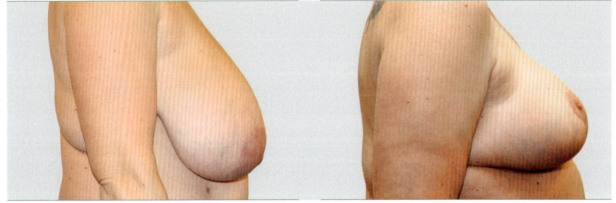

VORHER　　　　　　　　　　　　　　　　　　NACHHER

Bei dieser Patientin wurden rechts 875 g und links 660 g Gewebe entfernt. Es wurde eine Technik mit T-förmigem Hautschnitt und zentralem Stiel eingesetzt (Eren-Technik). Die Fotos zeigen das Ergebnis drei Monate nach dem Eingriff, daher die noch sichtbare Rötung der Narben.

VI OPERATIONSVORBEREITUNG

OP-VORBEREITUNG, OP-VERLAUF, SPITALSAUFENTHALT

VI OP-Vorbereitung, OP-Verlauf, Spitalsaufenthalt

Eine Brustverkleinerung dauert je nach Größe der Brust zwischen 1,5 und 4 Stunden. Die Patientin verlässt das Spital in der Regel zwei bis vier Tage nach dem Eingriff.

Eine Brustverkleinerung wird grundsätzlich in einem ISO-zertifizierten Operationssaal eines Krankenhauses durchgeführt. Für die Dauer von 14 Tagen vor der Operation sollten blutgerinnungshemmende Medikamente (Aspirin, Marcoumar, Vitamin E etc.) abgesetzt werden, da diese die Blutgerinnung verzögern können. Auch Alkohol und Schlafmittel sollten weitestgehend vermieden werden, weil sie die Gerinnungsbereitschaft des Bluts herabsetzen und damit das Risiko einer Nachblutung erhöhen. Der Zigarettenkonsum sollte möglichst eingestellt werden – Nikotin hat eine gefäßverengende Wirkung, was zu Wundheilungsstörungen führen kann. Gerade bei diesem Eingriff wäre es aufgrund der großen Wundfläche und der verbleibenden Hautspannung besonders wichtig, das Rauchen einzustellen bzw. auf ein Minimum zu reduzieren.

Bei der Brustverkleinerung kann bei bedeutender Volumenverkleinerung eine Eigenblutvorsorge empfehlenswert sein. Dabei wird der Patientin drei bis vier Wochen vor der Operation 500 ml Blut abgenommen und als Blutkonserve vorbereitet. Der Körper bildet in der Zeit bis zur Operation das entnommene Blut wieder nach. Bei der Operation wird die Blutkonserve verabreicht, um den Blutverlust auszugleichen.

Die Operation findet in Vollnarkose (Allgemeinanästhesie) statt. Daher benötigen Sie vor dem Eingriff folgende Untersuchungen:
- Lungenröntgen und EKG
- Mammografie (kann in jungen Jahren entfallen)
- Komplettes Blutbild inkl. Gerinnung, Blutgruppe, HIV-Test und Hepatitis A, B, C
- Operationsfreigabe durch den Allgemeinmediziner oder Internisten

Bitte bringen Sie das Röntgenbild und alle Befunde zum OP-Termin mit. Zur reibungslosen Abwicklung der Aufnahmeformalitäten sollten Sie sich im Krankenhaus mindestens 2,5 Stunden VOR der Operation einfinden und zum Zeitpunkt der OP sechs Stunden nüchtern sein. Bei der Brustverkleinerung ist mit einem stationären Krankenhausaufenthalt von ein bis drei Nächten zu rechnen.

HINWEIS

Auf Wunsch organisieren meine MitarbeiterInnen die gesamte Abwicklung der Operationsvorbereitung.

VII NACHSORGE

WAS IST NACH DER OPERATION ZU BEACHTEN?

VII Nachsorge

1. NACHSORGE

Sie verlassen das Krankenhaus mit einem gut anliegenden Brustverband, der beim ersten Kontrollbesuch entfernt und gegen einen Stütz-BH ausgetauscht wird. Dieser BH ist für die Dauer von vier Wochen Tag und Nacht zu tragen, um die operierte Brust möglichst schonend abheilen zu lassen.

Ich verschreibe meinen Patientinnen üblicherweise für sieben Tage ein Antibiotikum, um das Risiko einer Infektion zu minimieren.

Nach dem Eingriff ist für zwei Wochen Schonung angesagt. Je nach Umfang des Eingriffs und individueller Neigung können die postoperativen Schwellungen bis zu 14 Tage andauern, in seltenen Fällen unter Umständen sogar noch etwas länger. In dieser Zeit werden abschwellende und ggf. schmerzstillende Medikamente verabreicht.

Die Nahtentfernung erfolgt zumeist am zehnten postoperativen Tag. Danach werden Kontrollen nach einer Woche, zwei Wochen und vier Wochen durchgeführt. Weitere Besuche zur Überprüfung des Operationsergebnisses erfolgen nach sechs bzw. zwölf Monaten. Nur durch diese Kontrollen kann eine optimale Betreuung gewährleistet werden, ein Umstand, dem bei einer im Ausland durchgeführten Operation mit Sicherheit nicht im selben Maß Rechnung getragen werden kann.

Sie und Ihr Sexualpartner sollten mit Ihren Brüsten in den ersten acht Wochen behutsam umgehen. Ebenso sollte das Tragen von BHs mit Bügeln während der ersten sechs Monate vermieden werden, weil der Druck des Bügels eine verstärkte Narbenbildung hervorrufen kann. Von direkter Sonnenbestrahlung der Narben (auch Solarium) ist während der ersten sechs Monate abzuraten, weil es dadurch zu einer bräunlichen Verfärbung der Narben kommen kann.

2. LANGZEITERGEBNISSE

Die Brustverkleinerung ist ein besonders effektiver Eingriff, die Volumenverkleinerung hält bei Beibehaltung des Körpergewichts zum Zeitpunkt der Operation ein Leben lang an. Etwas anders verhält es sich mit der Straffung. Man kann davon ausgehen, dass eine operierte Brust in der Regel nach mehreren Jahren wieder absinkt. Je größer die verbleibende Brust, desto mehr wird sie absinken. Neben der Schwerkraft ist auch der Elastizitätsverlust der Haut und des Bindegewebes ein wichtiger Faktor. Durch die Bildung eines inneren BHs (Dermissuspension) kann das Langzeitergebnis verbessert werden. Ich mache meine Patientinnen immer darauf aufmerksam, dass nach einem Jahr eine Nachstraffung notwendig sein kann. Dies stellt – wie auch eine eventuell notwendige Narbenkorrektur – eine planmäßige Ergänzung des Primäreingriffs dar.

Die Patientenzufriedenheit ist durch den Wegfall der häufig stigmatisierenden Malformation (Riesenbrüste) ebenfalls sehr hoch.

STÜTZ-BH

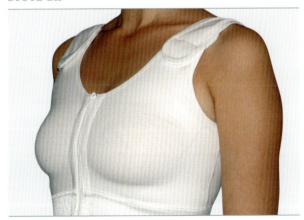

Der Stütz-BH soll die operierte Brust vollständig umschließen, die Unterbrustfalte großflächig und mäßig straff umschließen sowie breite Träger aufweisen. Ein Sport-BH ist zumeist nicht geeignet. Der Stütz-BH sollte zumindest für die Dauer von vier Wochen Tag und Nacht getragen werden.

VIII WAS KANN ALLES SCHIEF-GEHEN?

RISIKEN UND KOMPLIKATIONEN

VIII Risiken und Komplikationen

NARKOSERISIKO

Jede Operation in Allgemeinanästhesie birgt ein Restrisiko in sich. Dieses Restrisiko ist jedoch bei ästhetisch-chirurgischen Eingriffen vergleichsweise gering, weil grundsätzlich nur gesunde Patientinnen operiert werden sollten. Außerdem unterscheiden sich die modernen Narkoseformen von den früheren Techniken durch sehr kurzlebige Narkosemittel (werden vom Körper schnell abgebaut), sodass bei Sistieren der Narkosemittelzufuhr der Schlafzustand rasch beendet wird. Dadurch ist die Kontrolle der Narkosefolge durch den Anästhesisten entscheidend gesteigert worden, und die Komplikationsraten sind deutlich gesunken. Vor jeder Operation sollte der/die AnästhesistIn mit der Patientin ein ausführliches Aufklärungsgespräch führen, in dem die Narkose, ihr Verlauf und die möglichen Gefahren und Komplikationen genau erklärt werden.

Im Gegensatz zu den meisten anderen ästhetisch-chirurgischen Eingriffen stellt die Brustverkleinerung für die Patientin eine nicht zu unterschätzende körperliche Belastung dar. Der/die AnästhesistIn muss besonders auf den Kreislauf achten, der sowohl auf die großflächige Präparation (Operationstrauma) als auch auf den möglichen Blutverlust (große Wundfläche) negativ reagieren kann.

NACHBLUTUNG (HÄMATOM)

Wie bei jeder anderen Operation können auch bei der Brustverkleinerung Nachblutungen auftreten. Das Risiko steigt jedoch in Abhängigkeit zur Größe der Wundfläche. Der akribischen Blutstillung kann bei dieser Operation nicht genügend Aufmerksamkeit gewidmet werden. Bei Auftreten eines Hämatoms darf keinesfalls zugewartet werden, es muss so rasch wie möglich ausgeräumt und die Blutungsquelle gestillt werden. Ein Hämatom hat bei rechtzeitigem Eingreifen auf das ästhetische Ergebnis der Operation keinen negativen Einfluss.

INFEKTIONEN

Infektionen treten üblicherweise selten auf und liegen immer in der Verantwortung des Operateurs. Deswegen sollte die Brustverkleinerung in einem sterilen, standardisierten Operationssaal durchgeführt werden. Vorbeugend werden routinemäßig Antibiotika verabreicht. Sollte es dennoch zu einer Infektion kommen, kann eine operative Drainage notwendig sein, die Abheilung erfolgt dann stark verzögert, die Narben sind oft verbreitert und nicht ebenmäßig. Die operative Korrektur von dehiszenten Narben ist fast immer möglich.

SEROME

Unter Seromen versteht man die Ansammlung von Lymphflüssigkeit und Wundsekret außerhalb der Gefäße. Sie entstehen durch Verletzung der Lymphgefäße während der Operation. Bei der Brustverkleinerung kommt diese Komplikation sehr selten vor und verschwindet fast immer von allein, wenn die aufgestaute Flüssigkeit von der Umgebung aufgenommen wurde. Ist dies nicht der Fall, kann das Serom durch Punktion entleert werden.

WUNDHEILUNGSSTÖRUNGEN / HAUTNEKROSEN

Wundheilungsstörungen und/oder Hautnekrosen entstehen durch Minderdurchblutung der Haut. Dazu kommt es, wenn der Wundverschluss unter zu großer Spannung durchgeführt wurde. Bei Raucherinnen und Zuckerkranken ist das Risiko einer Wundheilungsstörung und/oder Hautnekrose stark erhöht. Wundheilungsstörungen führen zu einer Verbreiterung der Narbe, heilen aber früher oder später ab. Eine Narbenkorrektur kann einige Monate später erfolgen. Hautnekrosen stellen je nach Größe eine mittlere bis schwere Komplikation dar, und ihre Folgen sind nur sehr schwer zu korrigieren. Hautnekrosen im Bereich der Schnitträndern lässt man am besten sekundär abheilen, die daraus resultierenden verbreiterten Narben blassen mit der Zeit ab und werden fast immer unauffällig.

GEFÜHLLOSIGKEIT (SENSIBILITÄTSSTÖRUNGEN)

Je nach Ausmaß der Brustverkleinerung und den Charakteristika der eingesetzten Technik kann die Sensibilität des MAK erhalten, teilweise oder vollständig verloren gehen. Häufig sprossen sensiblen Nerven aus der Umgebung des MAK ein, und die Sensibilität kehrt nach 2–24 Monaten teilweise oder auch vollständig wieder zurück. Eine operative Maßnahme zur Wiederherstellung der Sensibilität ist leider nicht möglich.

NARBEN, NARBENKELOIDE

Der Wundverschluss nach einer Brustverkleinerung muss verständlicherweise unter einer gewissen Spannung erfolgen. Die Narbe fällt jedoch in den seltensten Fällen zart aus, vielmehr sind die meisten Narben nach einer korrekt durchgeführten Brustverkleinerungsoperation etwas verbreitert (3–7 mm). Ich informiere meine Patientinnen über die Möglichkeit, nach etwa einem Jahr eine operative Narbenkorrektur durchzuführen. Diese erfolgt in Lokalanästhesie und stellt eine planmäßige Ergänzung des Primäreingriffs dar. Hypertrophe Narben und Narbenkeloide können bei entsprechender Neigung bei Brustverkleinerungsoperationen vorkommen, dies allerdings sehr selten. Zumeist helfen silikonbeschichtete Pflaster, vor der Behandlung mit Cortison-Injektionen ist abzuraten. In besonders hartnäckigen Fällen können Narbenkeloide operiert und die Wundränder anschließend bestrahlt werden.

BOTTOMING-OUT

Das Durchsacken des operierten Brustgewebes ist eine relativ häufige Komplikation im Rahmen einer Brustverkleinerung. Dabei sackt der Großteil des operierten Gewebes nach unten ab, und es kommt zu einer Richtungsänderung der Ebene des MAK. Der obere Anteil des Dekolletés verschwindet, und der MAK schaut wie eine Stupsnase nach oben. Das Risiko eines Bottoming-Out ist bei Techniken mit unterem Stiel und schwachem Bindegewebe erhöht. Bei korrekter Durchführung einer Dermissuspension ist dieses Problem zu vermeiden, für die Korrektur des Bottoming-Out muss eine Straffungsoperation durchgeführt werden.

NEKROSEN DES MAK

In seltenen Fällen kann ein Teil oder auch die ganze Brustwarze aufgrund ausbleibender Durchblutung absterben. Nekrosen des MAK stellen je nach Ausmaß eine mittlere bis schwere Komplikation dar, und ihre Folgen sind nur sehr schwer zu korrigieren. Eine Wiederherstellung des MAK ist nur sekundär möglich und erfolgt mittels einer kleinen, lokalen Kleeblattlappenplastik (Brustwarze) sowie einer medizinischen Tätowierung (Warzenhof).

FETTNEKROSEN (ÖLZYSTEN)

Wird das verbleibende Brustgewebe nicht ausreichend durchblutet, kann Fettgewebe absterben (Fettnekrosen), und es bilden sich Ölzysten. Diese können entweder so verbleiben, oder sie verkalken mit der Zeit. Radiologen sind durchaus imstande, Verkalkungsherde nach einer Brustverkleinerungsoperation vom gefürchteten Mikrokalk (typisches Zeichen für Brustkrebs) zu unterscheiden.

DOG-EAR-BILDUNG

Bei schwerwiegenden Fällen gelingt es nicht immer, den Wundverschluss ohne Bildung von kleinen Wülsten (Dog Ears, „Hundeohren") an den seitlichen Wundrändern zu verhindern. Hier empfiehlt es sich, zumindest sechs Monate verstreichen zu lassen, bevor eine Korrekturoperation in Erwägung gezogen wird, weil sich Dog Ears auch spontan zurückbilden können.

DEPIGMENTATION WARZENHOF

In seltenen Fällen kann eine Brustverkleinerung dazu führen, dass die Farbe des Warzenhofes abblasst (Depigmentation). Dies ist die Folge der zeitlich begrenzten verminderten Durchblutung des Warzenhofs, der aufgrund der Umschneidung für eine gewisse Zeit unzureichend mit Blut versorgt wurde. Diese Komplikation ist äußerst selten. Bei meinen Patientinnen ist sie noch nie aufgetreten, und sie wird hier nur der Vollständigkeit halber erwähnt.

VERZIEHUNGEN DES WARZENHOFS

Nach einer Brustverkleinerung kann es vorkommen, dass der MAK nicht rund bleibt, sondern sich verzieht. Dies geht meist mit einem neuerlichen Absinken der Brust einher. Eine Formkorrektur des MAK ist jederzeit in Lokalanästhesie möglich.

SCHMERZEN

Schmerzen sind nach Brustverkleinerungen eher selten und von geringem Ausmaß. Treten Schmerzen auf, ist neben der Einnahme von Schmerzmitteln lediglich etwas Geduld gefragt, nach ein bis zwei Wochen ist die Mehrheit meiner Patientinnen völlig schmerzfrei. Das Tragen eines gut sitzenden Stütz-BHs reduziert das Schmerzausmaß.

ASYMMETRIEN

Nur sehr selten sind beide Brüste gleich groß, zudem ist ein Größenunterschied bei großen Brüsten nicht leicht auszumachen bzw. abzuschätzen. Oft kommen Formunterschiede hinzu, die auf unterschiedlich langes Stillen zurückzuführen sind. Weiters können Brüste während der Operation unterschiedlich stark anschwellen, sodass eine Größenasymmetrie nicht erkannt bzw. sogar verkannt werden kann. All diese Faktoren erschweren das Ziel einer Symmetrisierung bei vorher bestehender Asymmetrie beträchtlich. Größenasymmetrien können jederzeit korrigiert werden, es empfiehlt sich sechs Monate verstreichen zu lassen. Sind die Brüste vor der Operation in ihrer Form verhältnismäßig gleich, ist bei komplikationslosem Verlauf das Risiko einer Formasymmetrie als äußerst gering anzusehen. Narbenasymmetrien treten ebenfalls höchst selten auf. Sowohl Form- als auch Narbenasymmetrien können operativ korrigiert werden.

IX
KURZ UND BÜNDIG

ZUSAMMENFASSUNG

IX Kurz & bündig

ZUSAMMENFASSUNG

Wie die Nase wurde auch die Brust auf Basis des Rassendenkens zum Gegenstand von Körperstudien und erfuhr zahlreiche Kategorisierungen (Schwarz / Weiss, Asiatisch / Europäisch etc.). Von Form und Größe wurde sogar auf Charaktereigenschaften des betreffenden Individuums geschlossen.

Bis zu Beginn des 20. Jahrhunderts wurde die Brustverkleinerung lediglich zur Volumenreduktion durchgeführt. Brustwarze und Warzenhof wurden einfach mitentfernt, Form und Ästhetik hatten keine Bedeutung.

Johann Friedrich Dieffenbach war der Erste, der 1848 auf die Wichtigkeit eines normalen Aussehens hinwies und den Erhalt der Brustwarze und des Warzenhofs forderte. Er fand 70 Jahre lang keine Nachahmer.

Erst Erich Lexer führte 1921 Brustverkleinerungen mit Erhalt der Brustwarze und des Warzenhofs ein und gewährleistete auch deren Funktionalität (Stillen, Sensibilität). Nach und nach setzten sich Techniken durch, die neben einer schönen Form (Straffung) auch die Funktion von Brustwarze und Warzenhof ermöglichten.

Übergroße Brüste können für die Betroffenen in mehrfacher Hinsicht ein Problem darstellen. Das große Gewicht führt oft zu Haltungsschäden, und auch psychische Belastungen sind häufig ein Thema.

Die Brustverkleinerung gehört zu den wenigen ästhetischen Eingriffen, die verhältnismäßig oft von den Sozialversicherungsträgern bezahlt werden. Derzeit übernimmt die Krankenkasse in Österreich die Kosten des Eingriffs bei einem geplanten Resektionsgewicht von 500g / Seite.

Wie viel Brustgewebe bei einer Brustverkleinerung tatsächlich entfernt werden soll, ist nicht leicht festzulegen. Im Gegensatz zur Brustvergrößerung, wo mit Implantaten und einem BH der gewünschten Körbchengröße probiert werden kann, ist ein solcher Probelauf bei der Brustverkleinerung leider nicht möglich. Das Ausmaß der Verkleinerung muss im Zuge des Beratungsgesprächs genau erörtert werden.

Keine andere Operation in der ästhetischen Chirurgie kann auf so vielerlei Art und Weise durchgeführt werden wie die Brustverkleinerung. In der Fachliteratur werden über 130 verschiedene Operationsmethoden angeführt, die sich teilweise grundlegend voneinander unterscheiden.

Es gibt zahlreiche Varianten des Hautschnitts, die sich in ihrer Länge und Position wesentlich voneinander unterscheiden. Die am häufigsten eingesetzte Schnitttechnik hinterlässt eine T-förmige Narbe (das Dekolleté bleibt narbenfrei).

Aus praktischen Gründen hat man die Brust in vier Abschnitte – „Quadranten" – unterteilt: oberer äußerer, oberer innerer, unterer äußerer und unterer innerer Quadrant.

Im medizinischen Fachjargon werden Brustwarze und Warzenhof unter „MAK" (Mammillen-Areola-Komplex) zusammengefasst.

Eine Operationstechnik, bei welcher der MAK am Brustgewebe verbleibt, nennt man „gestielte Technik". Gestielt deshalb, weil der MAK an einem Gewebestiel verbleibt und von diesem mit Blut versorgt wird. Wird der MAK vom Untergrund vollständig abgelöst und erst am Ende der Operation wieder eingenäht, spricht man von „freier Transplantation" des MAK.

Für die Durchblutung des MAK sind Techniken mit oberem und unterem Stiel (cranialer & caudaler Stiel) sicherer als Techniken mit zentralem Stiel, die wiederum den Verlauf der sensiblen Nerven besser schonen.

Heutzutage werden Techniken mit freier Transplantation des MAK nur bei übergroßen Brüsten (Gigantomastie) eingesetzt, weil in diesen Fällen die notwendige Hebestrecke zu lang ist, um gestielt arbeiten zu können.

In den letzten 20 Jahren wurden neue Techniken entwickelt, die darauf abzielen, das Wiederabsinken der Brust durch die Bildung eines „inneren BH" (Dermissuspension) zu verhindern. Durch das Abfangen des Gewichts mit dem inneren BH wird die Spannung der Haut herabgesetzt, dies wirkt sich günstig auf die Narbenbildung aus.

Die ideale Brustverkleinerungstechnik würde eine sichere Durchblutung des verbleibenden Gewebes und des MAK gewährleisten, eine optimale Formbarkeit und Repositionierung der Brust ermöglichen, die Sensibilität der Brustwarze erhalten, die Stillfunktion sicherstellen, eine kurze und schöne Narbe hinterlassen und ein dauerhaftes Ergebnis erzielen. Leider ist es nur in den seltensten Fällen möglich, alle genannten Punkte zu realisieren. Zumeist ist es notwendig, einigen Faktoren gegenüber anderen den Vorrang zu geben. Ist eine Hebestrecke von mehr als 10 cm notwendig und muss viel Gewebe entfernt werden, kann eine narbensparende Technik kaum eingesetzt werden. Ähnliche Kompromisse sind bei anderen Faktoren ebenfalls notwendig.

Bereits geringe Gewichtsschwankungen (3–4 kg) können die Größe der Brust und damit das Ergebnis einer Brustverkleinerung deutlich beeinflussen, daher sollte eine Brustverkleinerung erst bei einem haltbaren Wohlfühlgewicht und idealerweise nach Abschluss der Familienplanung durchgeführt werden.

Medizinische Komplikationen wie Nachblutungen und Infektionen sind bei der Brustverkleinerung bei korrekter Durchführung selten. Nekrosen und Wundheilungsstörungen sollten bei guter Planung vermeidbar bleiben. Treten sie dennoch auf, gilt es abzuwarten, bis die sekundäre Wundheilung abgeschlossen ist. Je nach Ausmaß sind die Folgen operativ nicht einfach zu korrigieren.

Sensibilitätsstörungen der Haut und des MAK kommen nach einer Brustverkleinerung in sehr unterschiedlichem Ausmaß und in Abhängigkeit der eingesetzten Technik vor. Während die Sensibilität der Haut fast immer vollständig zurückkehrt, trifft das auf den MAK bedauerlicherweise nicht zu.

Ergebnisbezogene Komplikationen betreffen in erster Linie Asymmetrien, eine unschöne Form der Brust, ein neuerliches Absinken der Brust, Verziehungen des MAK oder das Bottoming-Out. Alle genannten Komplikationen können operativ korrigiert werden.

Eine Brustverkleinerung wird immer in Vollnarkose (Allgemeinanästhesie) durchgeführt und sollte grundsätzlich in einem ISO-zertifizierten Operationssaal eines Krankenhauses stattfinden.

Eine Brustverkleinerung dauert je nach Größe der Brust zwischen 1½ und 4 Stunden. Die Patientin verlässt das Spital in der Regel zwei bis vier Tage nach dem Eingriff.

Nach einer Brustverkleinerung sollte für die Dauer von vier Wochen Tag und Nacht ein Stütz-BH getragen werden, um die operierte Brust möglichst schonend abheilen zu lassen.

Die Langzeitergebnisse nach Brustverkleinerungen können sehr unterschiedlich ausfallen. Abhängig vom Gewicht des verbleibenden Gewebes und den individuellen Bindegewebeeigenschaften wird die Brust mit der Zeit mehr oder weniger absinken. Eine korrigierende Straffung ist jederzeit möglich.

Die Brustverkleinerung ist ein besonders effektiver Eingriff, die Volumenverkleinerung hält bei Beibehaltung des Körpergewichts zum Zeitpunkt der Operation ein Leben lang an.

X HISTORISCHER STREIFZUG

KLEINE ZEITREISE DURCH DIE ENTWICKLUNGSGESCHICHTE DER SCHÖNHEITSCHIRURGIE

KLEINE ZEITREISE DURCH DIE ENTWICKLUNGSGESCHICHTE DER SCHÖNHEITSCHIRURGIE

EINLEITUNG

Wenn von ästhetischer Chirurgie oder gemeinsprachlich von Schönheitschirurgie die Rede ist, folgen als erste Assoziationen für gewöhnlich Brustvergrößerung, Face-Lifting oder Fettabsaugung. Nicht selten erfahren Eingriffe dieser Art eine indirekte Bewertung: „Ich würde mich nie freiwillig unters Messer legen", „Man muss sich akzeptieren, wie man ist", „Ich möchte ja nicht aussehen wie Pamela Anderson" … Wenn von einer operativen Korrektur abstehender Ohren, Schlupflidern oder Fettschürzen nach Schwangerschaft oder Gewichtsabnahme gesprochen wird, ist die Reaktion schon zunehmend verständnisvoller und die gesellschaftliche Akzeptanz bedeutend größer. „Der Kleine wird wegen seiner Segelohren in der Schule schlimm gehänselt", „Die Schlupflider waren schon so stark ausgeprägt, dass er beim Autofahren Sichtprobleme hatte", „Jetzt hat die Arme endlich abgenommen, aber die Haut ist einfach schon zu stark gedehnt" …

Es erfolgt eine gesellschaftliche Unterteilung in rekonstruktive und ästhetische Eingriffe. Also in Operationen, die der „reinen Schönheit" dienen und solchen, die wiederherstellende Funktion haben. Ohrkorrekturen oder Bauchdeckenstraffungen haben gesellschaftlich „rekonstruktiven" Charakter, Lippen- oder Brustvergrößerung nach wie vor rein „ästhetischen". Medizinisch-technisch gibt es heutzutage zwar eine ganz eindeutige Einteilung, und eine Bauchdeckenstraffung ist ebenso ein ästhetischer Eingriff wie eine Brustvergrößerung, nur hat er soziokulturell eine andere Bedeutung.

Wie der nachfolgende geschichtliche Abriss verdeutlichen soll, waren die Grenzen zwischen „Wiederherstellungschirurgie" und „Schönheitschirurgie" immer schon vage und verschwommen. Was Mitte des 19. Jahrhunderts noch als „ästhetisch" gesehen wurde, war Anfang des 20. Jahrhunderts plötzlich „rekonstruktiv" oder umgekehrt. Nicht minder umstritten war der Beruf des Plastischen Chirurgen, der lange Zeit in der Medizin nicht anerkannt war.

Anders als bei einem Überblick zur Entwicklungsgeschichte der Herz-Thorax-Chirurgie ist die Vergangenheit der ästhetischen Chirurgie eng mit den jeweils geltenden gesellschaftlichen Körperidealen verbunden, die wiederum auf den jeweils herrschenden Ideologien basieren. Das Schöne war immer zugleich das Gesunde und auch das Gute, das Hässliche stand gleichzeitig anhaltend für das Kranke und das Böse.

Die Motive, den eigenen Körper operativen Korrekturen zu unterziehen, waren im Zuge der Geschichte unterschiedlich gelagert und hatten in erster Linie mit befürchteter Ausgrenzung zu tun. Krankheit in ihrer moralischen Dimension und Rassendenken stellen zwei Schwerpunkte in der Angst vor Ausgrenzung dar. Wer aufgrund seines Äußeren stigmatisiert war, hegte klarerweise den Wunsch „unsichtbar" im Sinne von „nicht länger ausgegrenzt" wahrgenommen zu werden. Man wollte „sichtbar" im Sinne von „dazugehörig" sein. Es ging also weniger darum „schön" zu sein. Keine „jüdische" oder „irische" Nase mehr zu haben bedeutete für viele Betroffenen nicht nur nicht länger marginalisiert zu sein, sondern sehr oft eine Chance auf bessere Arbeit zu haben.

Generell spielt die Nase in der Geschichte der ästhetischen Chirurgie eine wichtige Rolle, weshalb sich auch ein geschichtlicher Streifzug am Beispiel der Nase sehr gut dazu eignet, die diversen historischen „Großkapitel" zu umreißen. In der westlichen Welt ist das Gesicht neben den Händen das einzige „unbekleidete" Körperteil, und die Nase bildet quasi das Zentrum des Gesichts. Verständlich, dass gerade dieses Körperteil stark ideologisch besetzt war.

In der Auseinandersetzung mit der Thematik trifft man insbesondere auf Sander L. Gilman, „Distinguished Professor" für Geisteswissenschaften an der Emory University in Atlanta, der mit „Making the Body Beautiful" (1999, Princeton University Press) und „Creating Beauty to Cure the Soul" (1998, Duke University Press) zwei wunderbare Bücher geschrieben hat, aus denen ich mein Wissen beziehe.

Das Ziel des nachfolgenden geschichtlichen Bogens ist es, einen ersten Eindruck über die Komplexität des Themas zu vermitteln sowie einen Basisüberblick zu gewährleisten. Einem Anspruch auf Vollständigkeit kann bei dieser Textlänge verständlicherweise nicht Rechnung getragen werden.

LANDMARKS

- **1597**: erste nachgewiesene & illustrierte Nasenkorrektur
- **1846**: Einführung der Anästhesie (Schmerzfreiheit)
- **1867**: Einführung der Antisepsis (Keimfreiheit bei der Operation)
- **1887**: erste Nasenkorrektur ohne äußere Narben
- **1897**: erste Brustverkleinerung
- **1899**: erste Bauchdeckenstraffung
- **1901**: erste Gesichtsstraffung (Face-Lift)
- **1906**: erste Augenlidstraffung
- **1920**: erste Fettunterspritzungen
- **1920**: erste operative Geschlechtsumwandlung
- **1929**: erste dokumentierte Fettabsaugung
- **1962**: erste Brustvergrößerung mit Silikonkissen, die mit Kochsalzlösung gefüllt waren
- **1973**: erstes modernes Face-Lift (SMAS-Lift)
- **1982**: erste moderne Fettabsaugung mit stumpfen Kanülen

KLEINE ZEITREISE DURCH DIE ENTWICKLUNGSGESCHICHTE DER SCHÖNHEITSCHIRURGIE

Historisch gesehen gab und gibt es keine Gesellschaft, die nicht auf irgendeine Art und Weise versuchte, das Erscheinungsbild des Körpers zu verbessern. Bis in die frühe Neuzeit waren Eingriffe fast immer religiös motiviert (z.B. Praktiken der Tätowierung oder der Beschneidung) – auch die Medizin folgte vor allem rituellen Regeln.

Im Wesentlichen lässt sich die Geschichte der ästhetischen Chirurgie in die Zeit vor und nach der Entdeckung von Schmerzbetäubung (Anästhesie) im Jahre 1846 und Keimfreiheit (Antisepsis) im Jahre 1867 unterteilen. Unterzog man sich vor Mitte des 19. Jahrhunderts einem chirurgischen Eingriff, waren die damit verbundenen Risiken und auch das Schmerzausmaß schier unvorstellbar. Verständlich, dass man nur in zwingend notwendigen Fällen eine Operation in Betracht zog.

Anfänge in Indien

Ihren Anfang findet die plastische Chirurgie in Indien. Aber auch China, Ägypten und dessen Erben Byzanz, Griechenland und auch das Römische Kaiserreich bedienten sich lange vor der Renaissance therapeutischer Methoden zur Rekonstruktion verletzter Körperteile. Vor allem aber der Nase galt seit jeher ein besonderes Interesse, und so nimmt die Nasenkorrektur (Rhinoplastik) einen zentralen Bereich im historischen Abriss der plastischen Chirurgie bis weit in die Moderne ein.

Der Inder Sušhruta [4.–5. Jh. v. Chr.] gilt als Vater der plastischen Chirurgie. Er führte eine ganze Reihe unterschiedlicher Operationen durch, so z.B. Nasenkorrekturen, Blasensteinentfernungen, Augenoperationen, Kaiserschnitte, Knochenverpflanzungen u.v.m.

Sushutra dokumentierte die gesamte damalige Chirurgie, die bis zu diesem Zeitpunkt lediglich mündlich überliefert wurde (Sushutra Samihita). Er beschrieb die Nasenrekonstruktion mit einem Wangenlappen, eine Methode, die nach Sushruta mit dem Stirnlappen verbessert wurde. Noch heute versteht man darunter die indische Nasenrekonstruktionstechnik.

Die Notwendigkeit für derartige Eingriffe begründete sich entweder in Krankheit (Skorfula, Frambösie, Syphilis), angeborenen Missbildungen oder Kriegsverletzungen. Es war zudem üblich Kriegsgefangene, Diebe oder Verbrecher nicht zu töten, sondern ihnen Nasen, Ohren oder Arme abzuhacken. Wer nicht stigmatisiert sein wollte, brauchte eine neue Nase.

Von den Pharaonen bis zur Renaissance

Auch der römische Enzyklopädist Aulus Cornelius Celsus [1. Jh. n. Chr.] beschrieb in seinen Aufzeichnungen erstaunliche Einzelheiten über Operationen an Nasen, Lippen und Augenlidern.

Spätestens in der Renaissance [1400–1600] hatte sich die Medizin von der Religion und ihrem rituellen Charakter abgekoppelt und ist Technik geworden. Medizinisch-technisch wäre vieles schon machbar gewesen, die Kirche war allerdings dagegen, denn Eitelkeit galt in der christlichen, besonders in der katholischen Theologie als „Hauptsünde". Die Sorge um die eigene Attraktivität lenke den Menschen vom Denken an Gott ab. Die sieben Todsünden betreffend fällt Eitelkeit unter die Todsünde „Hochmut".

Das Gift auf Amors Pfeil – die Syphilis
Mit Ende des 15. Jh./Anfang 16. Jh. wurde Europa von einer Syphilisepidemie heimgesucht. Eine der Folgen von Syphilis als sexuell übertragbarer Krankheit war das Zersetzen der Nasenscheidewand (eingefallene Nase), den Betroffenen stand ergo die Sünde mitten ins Gesicht geschrieben. Diesen Makel wollte man klarerweise loswerden.

Krankheit und Gesundheit waren zur damaligen Zeit moralische Kategorien. Krankheit galt nicht nur als unschön, sondern auch als unmoralisch und umgekehrt war das Schöne auch immer das Gesunde und das Moralische. Die katholische Kirche konnte zur damaligen Zeit nicht erlauben, dass Syphilisnasen operiert wurden, denn eine Erlaubnis hätte die moralischen Kategorien durcheinandergebracht. Das Stigma (im Falle der Syphilisepidemie hauptsächlich die Nase) wurde als gerechte Strafe Gottes ausgelegt, die man nicht „maskieren" durfte.

Das Moment der Sichtbarkeit war entscheidend. Sobald man die Möglichkeit hatte, die Nase zu operieren, tat man es. Die Ergebnisse sind aus heutiger Sicht zweifellos nicht sehr überzeugend, sie sahen nicht wie Nasen aus. Trotzdem aber besser als keine Nase zu haben.

Das Beispiel der Syphilisepidemie zeigt, dass die Grenze zwischen notwendig und unnötig, zwischen erlaubt und nicht erlaubt immer ideologisch begründet ist.

Seither wurde eine Unterscheidung zwischen chirurgisch notwendigen Eingriffen, weil sie sich auf die Funktion des Körpers beziehen und chirurgisch unnötigen Eingriffen, weil sie „nur" den Körper verschönern, getroffen.

Das Mittelalter
Gaspare Tagliacozzi [1554–1590], Chirurgieprofessor an der Universität von Bologna, übernahm die Methode von Antonio Branca, der erstmals neben der indischen Methode zur Nasenrekonstruktion (Stirnlappen), den Oberarm zur Bildung einer Nase heranzog [um 1450]. Der Hautlappen vom Oberarm, der die spätere Nase bilden sollte, wurde solange an der Entnahmestelle (und damit durchblutet) gelassen, bis er an der neuen Stelle im Gesicht eingeheilt war. Notwendig dazu war eine komplizierte und für den Patienten unbequeme Konstruktion aus Schienen und Verbänden. Nach etwa sechs Eingriffen verfügte der Patient wieder über eine rudimentäre Nase.

Tagliacozzis Leistung bestand nicht nur darin, die Methode des gestielten Armlappens (Distanzlappen) zur Nasenrekonstruktion zu veröffentlichen, sondern auch darin, den Begriff der Gesundheit auf die menschliche Psyche zu erweitern. Eine Rekonstruktion der Nase mache den Betroffenen glücklich und somit gesünder. Die Aufgabe und Tätigkeit eines Chirurgen beschrieb er wie folgt: „Wir bauen auf und stellen wieder her und machen ganze Teile des Gesichts, die die Natur gegeben und das Schicksal fortgenommen hat, nicht nur zur Freude des Auges, sondern um den Geist aufzurichten und der Seele des Betroffenen zu helfen."

Gaspare Tagliacozzi traf ferner eine Unterteilung in „chirurgia curatorum per inistionem" (heilende Chirurgie durch Verpflanzung) und „chirurgia decoratoria" (verschönernde Chirurgie). Damit waren recht früh die beiden Kategorien „Wiederherstellungschirurgie" und „Schönheitschirurgie" geschaffen, deren Trennung bis heute problematisch geblieben ist.

Mit seinen Schriften legte er den Grundstein der plastischen Chirurgie in Europa. Er selbst allerdings stand in ständigem Kampf mit der katholischen Kirche, deren Standpunkt es war, dass Verstümmelungen gottgewollt seien. Tagliacozzis Technik geriet mit seinem Tod 1599 für knapp 200 Jahre in Vergessenheit.

Auf dem Weg zur „Rhinoplastik"
1815 führte Joseph Constantine Carpue [1764–1846] die indische Methode zur Nasenrekonstruktion in die englische medizinische Praxis ein. Carpue präsentierte seine Methode als medizinisch seriös und geeignet für moralisch wertvolle Individuen, wie beispielsweise die Helden der napoleonischen Kriege. Mit der Maskierung der Konsequenzen unmoralischen Handelns wollte er nichts zu tun haben (damit spielte er ganz klar auf die an Syphilis erkrankten bzw. an angeborener Syphilis leidenden Menschen an). Autoren dieser Zeit, zumeist selbst Chirurgen, wehrten sich gegen den Vorwurf unmoralischen Handelns dahin gehend, dass sie die von ihnen durchgeführten Operationen als rekonstruktive und nicht als ästhetische Eingriffe definierten. Die Rekonstruktion von Kriegsverletzungen wurde

seitens der damaligen Gesellschaft und ihrer moralischen Werte nicht verurteilt.

In Deutschland beschäftigte sich der Chirurg Carl Ferdinand von Graefe [1787–1840] mit dem Thema Nasenrekonstruktion. 1818 veröffentlichte er nach mehr als 220 Jahren das erste Lehrbuch der plastischen Chirurgie. Der vollständige Titel seiner Monografie lautet: „Rhinoplastik; oder, Die Kunst den Verlust der Nase organisch zu ersetzen, in ihren früheren Verhältnissen erforscht und durch neue Verfahrungsweisen zur höheren Vollkommenheit gefördert". Daraufhin etablierte sich auch die Bezeichnung Rhinoplastik für rekonstruktive Nasenoperationen. In seinem Buch beschreibt er die indische und die italienische sowie eigene Abänderungen der Nasenrekonstruktion. Er gründete eine eigene „Schule" an der Berliner Charité.

Graefe war der Meinung, dass die moderne Gesellschaft das Leid, das Patienten ohne Nase gezwungen waren zu ertragen, verstand. Nach mehreren Jahrhunderten brachte die Gesellschaft das erste Mal ehrlich gemeintes Verständnis für den individuellen Patienten und sein Dilemma auf.

Durch die klassische Namensgebung etablierte Graefe die Rhinoplastik als einen ernst zu nehmenden Bereich der modernen Chirurgie. Die neue Namensgebung schlug darüber hinaus das Bilden einer neuen Nase als medizinisches und nicht als moralisches Problem vor.

Kurz nach Graefe wurden Nasenrekonstruktionen in Frankreich (Duypuytren, Delpech, Liisranc, Labat, Serre), Italien (Signorini, Baroni, Riberi), England (Hutchinson, Syme), Russland (Höfft und Dybeck), Amerika (Warren) und in Deutschland (Beck, Bürger, Heidenreich und Zeiss) nachgeahmt.

Julius von Szymanowski [1829–1868], ebenso ein plastischer Chirurg, erhob die Statistik, dass von insgesamt 243 dokumentierten Nasenrekonstruktionen im Jahre 1857, 125 in Deutschland, 39 in Russland, 34 in Frankreich, 21 in Großbritannien, 12 in Italien, drei in der Schweiz, zwei in Belgien, vier in Amerika und drei in Asien durchgeführt wurden.

Der Berliner Arzt Johann Friedrich Dieffenbach [1792–1847] war Schüler von Graefe und beherrschte die italienische wie auch die indische Methode der Nasenrekonstruktion und führte eine große Anzahl von Operationen erfolgreich durch. Aufgrund der ausgedehnten äußeren Hautschnitte verblieben jedoch sichtbare Narben.

Dieffenbach schreibt 1890 in seinem Werk „Chirurgische Erfahrungen besonders über die Wiederherstellung zerstörter Teile des menschlichen Körpers nach neuen Methoden": „Ein Blinder erregt Mitleid, aber ein Mensch ohne Nase Abscheu und Entsetzen. Und dazu ist die Welt noch gewohnt, diese unglückliche Entstellung als eine gerechte Strafe zu betrachten. Es ist überhaupt die Einteilung der Krankheiten oder vielmehr ihrer Folgezustände, in Verschuldete oder Unverschuldete höchst sonderbar. Der Unglückliche, welcher die Nase verloren hat, findet kein Mitleid, am wenigsten bei Frömmlern, Homöopathen und Heuchlern. Es wird von der Welt nicht weiter untersucht, ob die Nase verloren ging, weil ein Balken darauf fiel, oder ein Skrofeln oder die Syphilis sie zerstörte."

Die syphilitische Nase nimmt einen bedeutenden Platz in der europäischen Kulturgeschichte ein und kann als das herausragende Symbol für das Unreine, das Minderwertige und das Nichterwünschte angeführt werden. Das Entstehen eines neuen Stigmas, nämlich dem der Rasse, löste gegen Mitte/Ende 18. Jh./Anfang 19. Jh. das Stigma der Krankheit (v.a. der Syphilis) ab. Der symbolische Lokus einer zu kleinen Nase wurde infolge untrennbar mit Rasse verbunden.

Das Stigma der Rasse
Der „Durchbruch" der ästhetischen Chirurgie, bzw. die moderne Epoche der ästhetischen Chirurgie kann mit dem 19. Jahrhundert datiert werden. Das Bewusstsein, dass man nicht von Gott, der Kirche oder einer Nation bestimmt oder definiert ist, kommt zunächst in der Renaissance auf, in der Aufklärung setzte sich dieses Bewusstsein dann durch.

Die Aufklärung hatte das Verhältnis des Menschen zum Körper neu bestimmt. Der Mensch nahm sich nicht mehr als alleinig zum Kollektiv gehörend wahr, sondern als Individuum, dessen Leben nicht von vornherein für immer und ewig bestimmt war. Die Idee, dass man über sich selbst bestimmen kann, also autonom ist, setzte sich durch. „Ich muss nicht mehr leiden, nur weil mich Gott so geschaffen hat", wurde im Zusammenhang mit der ästhetischen Chirurgie der springende Gedanke. Das Bewusstsein der Autonomie ist die Voraussetzung zur Etablierung der ästhetischen Chirurgie. Zudem verringerte die Erfindung der modernen Anästhesie (Schmerzbetäubung) 1846 und Antisepsis (Keimfreiheit bei der Operation) 1867 Schmerzen und Infektionsgefahr in wesentlichem Ausmaß.

Hinzu kommt, dass infolge des Kolonialismus ein neues Stigma in der Gesellschaft entstanden war – das Stigma der Rasse. Auch die Vorstufen der ästhetischen Chirurgie wurden zum Zwecke herrschender politischer Ideologien instrumentalisiert:

Im 18. und 19. Jahrhundert existierte die Vorstellung, dass die Rasse am Körper ablesbar ist. Rassenideologisch kann gesagt werden, dass die äußeren Merkmale die Seele widerspiegeln. D.h., der Rassismus nutzte die kleinen Unterschiede der Physiognomie als „Beweise" für eine bestimmte „Rassenzugehörigkeit" und behauptete zudem, dass eine pathologische „Rassen-Seele" am Körper ablesbar sei.

Bereits im 18. Jahrhundert wurde begonnen, Unterschiede zwischen den Rassen zu definieren. Zwischen Schwarzen und Weißen, Juden und Nicht-Juden. Zu Objekten der rassischen Physiognomie wurden nicht nur Schwarze oder Juden, sondern auch die sog. „Hottentotten". In Amerika wurden so die Neueinwanderer aus Irland bezeichnet, deren „zu kleine, flache, kurze" Nasen als Zeichen ihrer Minderwertigkeit galten, weil damit die Nase angeborener Syphilis assoziiert wurde.

Gerade weil durch die Aufklärung die Gesellschaft durchlässiger geworden war, brauchte man jetzt Begründungen dafür, weshalb einer Sklave oder Herr war, wer dazugehörte und wer nicht. Diese Begründung wurde im Visuellen gesucht. Die Schwarzen wurden als die Sklaven gesehen, die Weißen als die Herren – das war noch einfach, vor allem weil man davon ausging, dass niemand zwischen den Rassen stehen konnte. Die Juden waren nicht so leicht zu erkennen. Sie hatten sich assimiliert und arbeiteten in bürgerlichen Berufen (spezifische Kleidung und Schläfenlocken waren selten geworden). Und so haben Anthropologen Anfang des 19. Jahrhunderts plötzlich von der jüdischen Nase als Rassenmerkmal

gesprochen. Vermutlich in Anlehnung an die syphilitischen Nasen, die das Erkennungsmerkmal Nase von Außenseitern in den Bildschatz vorgeschlagen hatten. Das Stigma war also wieder die Nase, thronend in der Mitte des Gesichts sichtbar. Dass derartige Rassenmodelle nicht funktionierten, ist in Wirklichkeit klar, denn würden Juden tatsächlich anders aussehen als Nicht-Juden, hätten z.B. die Nationalsozialisten keinen gelben Stern als Erkennungsmerkmal gebraucht; dasselbe gilt für Schwarz und Weiß mit all den unzähligen Abstufungen dazwischen. Dennoch haben nach dem Bürgerkrieg in den Vereinigten Staaten, also nach 1865, hellhäutige Schwarze angefangen, ihre „zu platten" Nasen operieren zu lassen, um als Weiße durchzugehen – ähnlich wie später nach der Einführung der Apartheid in Südafrika. Analog dazu haben Juden in Deutschland Ende des 19. Jahrhunderts ihre Nasen verkleinern lassen, um als Nichtjuden zu erscheinen und so ihren sozialen Status zu verbessern.

Es ging nicht darum, schön zu sein, sondern darum, eine bessere Arbeit zu bekommen. Die ästhetische Chirurgie bot den Opfern des Rassismus die Möglichkeit, ihre signifikanten Körperteile wie Nasen oder Ohren zu ändern und „unsichtbar" zu werden.

Physiognomische Irrungen
Der holländische Anatom Petrus Camper [1722–1789], Anatomielehrer an der Amsterdamer Zeichenakademie, „erfand" den sog. Nasenindex und den Gesichtswinkel. Sein Werk „Über den natürlichen Unterschied der Gesichtszüge" wurde von seinem Sohn Adrien posthum 1792 herausgegeben.

Camper demonstrierte an Lebewesen unterschiedlichen Alters und unterschiedlicher Rassen, wie verschieden dieser Winkel ausfällt. Beim Affen ist er besonders spitz, bei Afrikanern weniger, bei Europäern bildet er eine senkrechte Linie, beim Apoll vom Belvedere einen stumpfen Winkel.

Camper stellte mit seiner Arbeit – letztlich von ihm unbeabsichtigt – ein rassentheoretisches Modell bereit, das im weiteren Verlauf des 19. Jahrhunderts zur Diffamierung vor allem der Afrikaner als affenähnlich zunehmend missbraucht wurde, weil es problemlos in ein eurozentristisches Menschenbild passte, z.B. als Kampfinstrument gegen die Sklavenbefreiung.

Campers Gesichtswinkel wurde von vielen seiner Zeitgenossen und Nachfolger herangezogen. Auch heute noch wird der Gesichts- und Schädelvermessung in einem ästhetisch-symmetrischen Sinne nach wie vor Bedeutung beigemessen.

Neben Camper ist vor allem der Schweizer Johann Caspar Lavater [1741–1801] zu erwähnen, der die Physiognomik um eine Charakterlehre erweiterte. Die Physiognomik bildete demnach den einzigen Zugang zur Beurteilung des Wesens jedes Menschen. Dem Zeitgeist entsprechend fanden seine Physiognomischen Fragmente u. a. Anklang bei Goethe und Herder.

Schwarze, jüdische und irische Nasen
Die Bedeutung der schwarzen Nase galt auch bald für die jüdische Nase, beide wurden als hässlich kategorisiert. Die Physiognomik der Juden wurde als näher zur afrikanischen als zur europäischen Physiognomik verstanden, die Juden galten als die schwarzen „Orientalen". Die Nase wurde zum abstrakten Rassenzeichen des Charakters und des Temperaments, die dem Juden und dem Afrikaner zugeschrieben wurden. In der Ethnologie des 19. Jahrhunderts wird die Annahme der engen rassischen Beziehung zwischen Juden und Afrikanern zum Klischee. Jüdische wie auch nicht-jüdische Anthropologen des Fin de Siècle schreiben über diese „Verbindungen" zwischen Juden und Schwarzen. Der Jude wird nicht nur infolge seiner Hautfarbe als „schwarz" eingestuft, sondern auch infolge physiognomischer Merkmale, wie eben die Form der Nase. Juden wurden im wahrsten Sinne des Wortes als „schwarz" angesehen.

Auch die irischen Einwanderer in Amerika wurden aufgrund ihrer Stupsnasen ausgegrenzt. Die Iren galten als dumm, ihr Charakter als schlecht, ihre Physiognomie als unterwürfig, außerdem sahen sie hundeähnlich aus, weshalb ihre Nase auch den Namen Boxernase („pug nose") bekam. Rassenanthropologen der 1880er kamen zu dem Schluss, dass Irland unmöglich ihr ursprüngliches Herkunftsland sein könne. Als schön galt in England die englische Nase und in den Vereinigten Staaten die deutsche Nase. Derartige physiognomische Klassifizierungen führten unter den Iren zu dem stark ausgeprägten Wunsch nicht irisch, sondern englisch oder deutsch auszusehen.

Nasenkorrekturen ohne äußere Narben
1897 entwickelte der New Yorker Arzt John Orlando Roe [1849–1915] die Verkleinerung der Nase durch innere Schnitte. Dies war ein bedeutendes Novum in der ästhetischen Chirurgie. Er wählte als Zugang für die Nasenkorrektur die Nasenlöcher, wodurch keine sichtbaren Narben mehr entstanden. Keine sichtbaren Narben bedeutete, dass eine vorgenommene Operation gleichermaßen ungesehen blieb.

Roe unterteilte ferner die Nase in fünf Kategorien: die römische Nase, die griechische, die jüdische, die Stups- oder Boxernase sowie die Himmelfahrtsnase. Er selbst sah sich nicht nur als Arzt, sondern auch als Künstler, für ihn ging es nicht nur darum eine neue Nase zu formen, sondern auch die Psyche der Betroffenen zu heilen.

Roe führte eine große Anzahl von Nasenkorrekturen bei irischen Einwanderern durch und verhalf ihnen zu „amerikanischem" Aussehen. Durch die subkutane Operationsmethode fielen Narben weg, und seine neuen Amerikaner wurden un/sichtbar. Unsichtbar im Sinne von nicht länger ausgegrenzt und kategorisiert, sichtbar im Sinne von als „dazugehörig" wahrgenommen. Durch diese „Verwandlung" wurde das persönliche, seelische Glück der Betroffenen rehabilitiert.

In Berlin praktizierte in den 1890er Jahren Jacques Joseph [1865–1934], ein jüdischer Chirurg deutscher Abstammung. Selbst marginalisiert als Jude in einer in Deutschland zunehmend antisemitischen Zeit entwickelte er ein Verfahren, mit dem die Größe der „jüdischen" Nase reduziert und ihre charakteristische Form verändert werden konnte. Auch große Ohren mit fleischigen Ohrläppchen, die als „jüdische Ohren" bezeichnet wurden, wurden von Joseph korrigiert. Seinen jüdischen Landsleuten wurde so ermöglicht, in der Gesellschaft, in der sie lebten, unkenntlich zu werden.

Joseph führte in Berlin unabhängig von Roe in New York wenig später die genau gleiche Operation durch. 1904 entfernte er einen Nasenhöcker von innen, um äußere Vernarbungen zu vermeiden. In einem Abriss zur Nasenverkleinerung führte Joseph zum Seelenleben seiner Patienten aus: „Sie waren verlegen und gehemmt im Umgang mit ihren Mitmenschen (…) und hatten den dringenden Wunsch, in ihrem Verhalten froh und ungezwungen zu werden (...) Die operative Nasenverkleinerung (das ist meine feste Überzeugung) wird auch in Zukunft vielen Unglücklichen die Freude am Leben zurückgeben und, wenn diese Verunstaltung sie bisher an einer Karriere gehindert hat, ihnen die volle Ausnutzung ihrer Begabungen erst erlauben."

Die meisten Schönheitschirurgen der ersten Generation in Europa und Amerika waren selbst Marginalisierte: Juden, Frauen, Schwarze, Einwanderer. Diese Arbeit im Grenzgebiet der Medizin, in der Grauzone der sozialen Definition des Arztes, konnte sich nur leisten, wer ohnehin schon ausgegrenzt war. Denn diese Ärzte haben sich in einem heiklen Feld bewegt: Sie galten als diejenigen, die ohne medizinische Notwendigkeit und somit fast schon gegen den Hippokratischen Eid gearbeitet haben. Sie standen im Verdacht, nur ihre eigene Geldgier und die Eitelkeit ihrer Klientel befriedigen zu wollen.

Körper, Seele und Ideologie
Interessant ist ferner die Tatsache, dass ästhetische Chirurgie und Psychoanalyse im gleichen Zeitraum das Feld der Medizin betreten haben. Beide wurden von der etablierten Medizin geächtet. Der ästhetische Chirurg ist der Gegenentwurf zum Psychoanalytiker. Im späten 19. Jahrhundert begannen Wissenschafter, das Verhältnis zwischen Körper und Seele neu zu definieren. Sigmund Freud [1866–1939] vertrat die Auffassung, dass die Seele vollständig über den Körper herrsche und alle Krankheiten deshalb seelisch-geistigen Ursprungs seien. Während die Psychoanalyse also sagt, dass das Innere das Äußere bestimmt, argumentiert der ästhetische Chirurg genau umgekehrt, indem er behauptet, dass das Äußere, z.B. die Form der Nase, die Ursache der Unglücklichkeit des jeweiligen Menschen sei. Gilt also der Körper als krank und unschön, wird auch der Geist krank. Verbessert man den Körper, verbessert man auch den Geist.

Gemeinsames Ziel der Psychoanalyse sowie der ästhetischen Chirurgie war die Wiederherstellung bzw. die erstmalige Herstellung des individuellen Glücks. Dieses Ziel erinnert an die Aufklärung im 18. Jahrhundert, an die postulierte Wandelbarkeit der eigenen Identität. In beiden Fällen war allerdings die Hilfe eines Arztes erforderlich, und das widersprach dem anderen aufklärerischen Ideal,

dem der Autonomie des Subjekts und dessen Pflicht zur Selbstverantwortlichkeit.

Es kommt also nicht von ungefähr, dass die Olympischen Spiele 1896 wiederbelebt wurden. Es entstand damit die weltweite Kultur des Körpers. Verantwortung gegenüber dem eigenen Körper, ihn zu trainieren, ihn gesund zu ernähren, Herr über den eigenen Körper zu werden. Das waren die Anfänge der modernen Bodybuilding-Bewegung, die den antiken, muskulösen und ästhetischen Körper wiederentdeckten.

Neben der Vorstellung, dass der Einzelne seinen Körper und damit auch seinen Geist verbessern kann, entstand auch die Idee, die Rasse oder das Volk zu optimieren, damit ein „gesundes" Gemeinwesen entstand. Viele der frühen kosmetischen Chirurgen sind auch Eugeniker gewesen. Die Rechnung war wie folgt: Eine Schönheitsoperation ermöglicht es auch ursprünglich hässlichen Menschen, schönere Ehepartner zu finden und mit ihnen schönere Kinder zu zeugen, sodass die Hässlichkeit langfristig ausstirbt und damit auch die Gesellschaft verbessert wird. Das ist freilich pure Ideologie – Ideologie mit erheblichen politischen Folgen: Alle großen politischen Bewegungen des späten 19. und frühen 20. Jahrhunderts (Faschismus, Kommunismus, Zionismus und auch der Kapitalismus) wollten neue, bessere, stärkere, schönere Körper schaffen. Die Vorstellung von Veränderbarkeit und Entwicklungsfähigkeit des Körpers und der Gesellschaft als Folge der Aufklärung gehörten zur Vorstellungswelt des Modernen, und diese politischen Bewegungen waren „modern". Gleichzeitig sollten diese „neuen" Körper auch die Kraft des „neuen" Systems ausdrücken. Es ging dabei vor allem um den gesunden Körper – wobei das Schöne, das Gesunde und das Gute gleichgesetzt wurden.

Auch jenseits dieser Ideologien hat sich bis heute die Vorstellung gehalten, dass wir, indem wir unseren Körper ändern, gleichzeitig alles verbessern können. Die Vorstellung, sich verbessern zu können, ist Teil unserer Definition des Modernen.

Die Körperideale um die Jahrhundertwende 19./20. Jh. waren inspiriert von Renaissance-Künstlern wie Leonardo Vinci [1452–1519], Michelangelo [1475–1564] oder Albrecht Dürer [1471–1528], die ihre Ideale der klassisch-griechischen Ästhetik entlehnten. Das

Schöne war das Symmetrische und das Proportionierte. Das Abbild eines perfekten Körpers repräsentierte auch das Gesunde und das Gute.

Auch der ästhetische Chirurg dieser Zeit verstand sich als „Künstler & Skulptor". Ohne etwas von einem Künstler zu haben, sei dieser Beruf nicht ausübbar, war auch die feste Überzeugung von Jacques Joseph.

Der Erste Weltkrieg
Zu Beginn des 20. Jahrhunderts war der Status der ästhetischer Chirurgie eher fragil. Es bestand nach wie vor das alte Spannungsfeld zwischen rekonstruktiver, also seriöser Chirurgie und ästhetischer, also leichtfertiger Chirurgie.

Erst der 1. Weltkrieg sollte aufgrund der unzähligen Kriegsverwundeten und der damit verbundenen Notwendigkeit rekonstruktiver Chirurgie à la longue auch eine Trendwende für die ästhetische Chirurgie bedeuten. Jacques Joseph engagierte sich bereits zu Kriegsbeginn in der Heeresmedizin und gründete 1916 eine eigene Abteilung für rekonstruktive Chirurgie an der Berliner Charité. Auf der Seite der Alliierten waren der Neuseeländer Harold Delf Gillies [1892–1960], auf dessen Bemühungen hin (ebenfalls 1916) das Cambridge Hospital in Aldershot errichtet wurde, und der Franzose Hippolyte Morestin [1869–1919] im Bereich der rekonstruktiven Chirurgie tätig. Sie alle begrüßten die Möglichkeit, der Welt zu zeigen, wie notwendig, ehrbar und rettend ihr medizinisches Handwerk sein konnte, war dies doch vor dem Krieg noch stark marginalisiert und häufig unter Beschuss genommen worden. Die neue Rolle als rekonstruktive Chirurgen im Krieg war für sie mit einem „neutralen" Status innerhalb der medizinischen Welt verbunden.

Im Krieg wurden alle nur denkbaren Körperteile verstümmelt, Wunden im Gesicht waren aber häufig die schrecklichsten, weil es sich beim Gesicht um den exponiertesten aller Körperteile handelte. Gesichter wurden im wahrsten Sinne des Wortes zerfetzt, die Träger dieser Gesichter aber waren am Leben. In der Ikonografie des europäischen Pazifismus in der unmittelbaren Nachkriegszeit kam den Fotografien, die Kriegsversehrte mit völlig entstellten Gesichtern abbildeten, besondere Bedeutung zu. Man denke an Ernst Friedrichs [1894–1967] „Krieg dem Kriege" (1924). Zum Großteil handelte es sich um Fotografien der bereits rekonstruierten Gesichter, die trotz der zahlreichen operativen Eingriffe den Schrecken des Krieges visualisierten. In London, Paris und Berlin wurden Ausstellungen organisiert, die Fotos von Kriegsverletzten zeigten und Tausende von Menschen für den Pazifismus eintreten ließen. Der Verlust von Gliedmaßen oder andere Kriegsverletzungen schlossen es nicht aus, als „Held" verstanden zu werden, sie galten als Zeichen der Ehre, und Helden haben etwas Erotisches. Das Gesicht zu verlieren bedeutete aber nahezu den Verlust von Menschlichkeit, und das Gesichtslose wurde nie als „erotisch" wahrgenommen.

Auch in den Vereinigten Staaten wurden die rekonstruierten Gesichter der Kriegsveteranen dazu verwendet, um mehr gesellschaftliche Toleranz für die ästhetische Chirurgie einzufordern. Die ästhetische Chirurgie linderte das Leiden der Gesellschaft der Nachkriegszeit, und die Gräuel des Krieges schufen eine Umgebung, in der ästhetische Chirurgie ohne den Vorwurf der Eitelkeit durchgeführt werden konnte. Dies führte zu einem neuen Status für die ästhetische Chirurgie und stärkte das Selbstbewusstsein und die Zufriedenheit derer, die sich für dieses Handwerk entschieden.

Nach dem Ersten Weltkrieg und nach der weltweiten Pazifismusbewegung gegen alle Kriege genoss Jacques Joseph außergewöhnliches Ansehen. Auch wenn er nicht der Erste war, der Methoden zu Gesichtsrekonstruktionen und Nasenoperationen entwickelte, die auch heute noch angewendet werden, entwickelte er eine Reihe neuer OP-Variationen und Operationsinstrumente.

Wie Tagliacozzi im 17. Jahrhundert und Dieffenbach im 19. Jahrhundert, kommt Joseph zu Beginn des 20. Jahrhunderts eine Schlüsselrolle zu, einem Jahrhundert, das die ästhetische Chirurgie nachhaltig prägte und das von der ästhetischen Chirurgie nachhaltig geprägt wurde. Der Mythos um Joseph überschattete all das bisher Dagewesene, er wurde zum einflussreichsten Chirurgen seiner Zeit. Viele seiner Zeitgenossen besuchten ihn in Berlin, um die neuesten Techniken der ästhetischen Chirurgie zu erlernen. Sein 1931 veröffentlichtes Handbuch der ästhetischen Chirurgie stellte einen Basisüberblick vieler Eingriffe bereit, die der modernen ästhetischen Chirurgie zugrunde liegen. Zentral in seiner Methode der Rhinoplastik war, wie bereits erwähnt, dass sie keine sichtbaren Narben hinterließ. Der Fin de Siècle in Deutschland und Österreich ist geprägt von einer Begeisterung für operative Nasenveränderungen (wie auch für Brustverkleinerungen, zu denen wir später kommen). Joseph wurde zum Vater der ästhetischen Nasenkorrektur, was ihm den Spitznamen „Nosef" („Nasen-Josef") eintrug. Jacques Joseph starb 1934 an einem Herzinfarkt, kurz davor wurde ihm von den Nazis seine Zulassung als Arzt zur Gänze entzogen.

Die Auffassung Josephs, dass man als ästhetischer Chirurg gleichermaßen „Psychologe" sei und mit körperlichen Eingriffen die unglückliche Psyche behandelte, war das Credo aller ästhetischen Chirurgen in dieser Zeit. Das erklärte Ziel des ästhetischen Chirurgen war eine gesunde Psyche des Patienten. Für die Verwundeten des 1. Weltkriegs lag das psychische Glück in der „Verwandlung" vom „völlig Entstellten" zum „Kriegsverwundeten".

Die Zwischenkriegszeit

In den 1920er Jahren schlug Martin Gumpert [1897–1955], Dermatologe, Fürsorgearzt, Gerontologe, Sozialreformer, Medizinhistoriker, Dichter und Schriftsteller und ebenfalls Jude, die Errichtung eines öffentlichen Krankenhauses für ästhetische Chirurgie in Berlin vor. Gumpert setzte sich ebenso für die Schaffung einer, aus öffentlichen Mitteln finanzierten, städtischen Beratungsstelle für Entstellungsfürsorge ein, die 1928 in Berlin-Wedding eröffnet wurde. Seine Bemühungen, unterstützt von der französischen ästhetischen Chirurgin Suzanne Noël [1878–1954], mündeten in der Errichtung einer Abteilung für „soziale Kosmetik" am dermatologischen Institut der Universität Berlin. 1933 wurde Gumpert als „Nichtarier" von den Nazis seiner ärztlichen Ämter enthoben, 1934 aus dem Schriftstellerverband ausgeschlossen, woraufhin er 1935 in die USA emigrierte.

Zu erinnern gilt es weiters Ludwig Lévy-Lenz [1889–1976], der von 1925–1933 am von Magnus Hirschfeld [1868–1935] aus privaten Mitteln 1918 gegründeten Institut für Sexualwissenschaft als Leiter der Frauenabteilung fungierte. Er beteiligte sich aktiv an der Sexualberatungsstelle, erstellte Gutachten, publizierte über Abtreibungstechniken, ästhetische Chirurgie u.v.m., übernahm gegen Ende der 20er Jahre die Schriftleitung der Zeitschrift „Die Ehe", führte erste Geschlechtsumwandlungen an Transvestiten durch und unterhielt nebenbei eine Privatklinik für Sexualleiden. Lévy-Lenz erwarb seine Kenntnisse der ästhetischen Chirurgie bei Noël in Paris und Joseph in Berlin. 1939 wurde er ausgebürgert und praktizierte nach dem Krieg als plastischer Chirurg in Kairo und Baden-Baden.

Wie Gumpert war Lévy-Lenz der Meinung, dass es sich bei ästhetischer Chirurgie um eine Form der Psychotherapie handle, die nicht den Reichen und Wohlhabenden vorbehalten sein solle. Er publizierte zum Thema ästhetische Chirurgie und ihre Bedeutung für sexuelle Gesundheit und zählte zu jenen Stimmen, auf die die stetig wachsende Akzeptanz der ästhetischen Chirurgie in den liberalen Berliner Zirkeln der Weimarer Republik [1918–1933] zurückgeht. In seinem Buch „Die aufgeklärte Frau: Ein Buch für alle Frauen" (1928) vertritt er die Meinung, dass die weibliche Schönheit eine biologische Notwendigkeit für die Fortpflanzung im darwinistischen Sinne darstelle, sowie, dass das Schöne nicht nur ein Teil der weiblichen Biologie sei, sondern ebenso ein Teil der weiblichen Psyche. In einer schnelllebigen Zeit mit stetig steigenden Ansprüchen an die moderne Frau stelle die ästhetische Chirurgie das einzige Mittel dar psychische Gesundheit zu erhalten bzw. wieder herzustellen.

Der Zweite Weltkrieg

Alle großen politischen Bewegungen des späten 19. und frühen 20. Jahrhunderts hatten zum Ziel neue, bessere, stärkere, schönere Körper schaffen. Wie bereits erwähnt, sollte der neue Körper die Kraft des neuen Systems ausdrücken. Dabei ging es vor allem um den gesunden Körper – das Schöne, das Gesunde und das Gute wurden dabei gleichgesetzt. Besonders in Erinnerung ist hierbei der Faschismus. Die Rolle der ästhetischen Chirurgie im 2. Weltkrieg ist eine sehr komplexe.

Ästhetische Eingriffe waren, sofern sie militärisch von Bedeutung waren, im Faschismus Pflicht. In Nazi-Deutschland wurde 1936 ein Gesetz erlassen, demnach der Staat über das Recht verfüge, den Körper des Soldaten, ggf. auch gegen dessen Einwilligung, operativ zu verändern. Veränderungen in der Physiognomie würden es einerseits dem „hässlichen" Soldaten ermöglichen, zum „echten" Soldaten zu werden und andererseits würde der neue Körper „effizienter" im Sinne des Regimes werden.

Auch Benito Mussolini [1883–1945] nutzte bereits in den 1930er Jahren die Möglichkeiten der ästhetischen Chirurgie, um die „Performance" des Militärs zu steigern. An alle Offiziere über 40 Jahre erging der Befehl ihre Augenlider untersuchen zu lassen. Schlupflider, so die allgemeine Auffassung, würden das Sichtfeld einschränken, weshalb sich alle Offiziere, bei denen ein Hautüberschuss an den Oberlidern vorlag, einer operativen Korrektur unterziehen mussten.

Hitler war der Auffassung, dass die Zufriedenheit der weiblichen Wählerschaft stark von der Aufrechterhaltung „ästhetischer Freuden" abhängig war. Aus Angst einer weiblichen Revolte waren Schönheitssalons und Friseurläden die gesamte Kriegszeit hindurch geöffnet.

Unter dem Joch des Nationalsozialismus wurde ästhetische Chirurgie innerhalb der jüdischen Bevölkerung gewissermaßen zum Imperativ. Vor allem das Bild einer „jüdischen" Nase war besonders negativ besetzt. 1933, kurz, nachdem Hitler an die Macht gekommen war, wurde jüdischen Ärzten die Zulassung entzogen, Nicht-Juden zu operieren. Operative Eingriffe ermöglichten jüdischen Männern und Frauen in Nazi-Deutschland und Österreich allerdings nur ein kurzes Aufatmen. Nach der Einführung des Judensterns war ihnen die Möglichkeit der „Unsichtbarkeit" genommen.

Ästhetische Chirurgie wurde nach dem 2. Weltkrieg sehr häufig mit den Nazis in Verbindung gebracht. Ein wiederkehrendes Thema in Literatur und Film ist das von Nazi-Führern, die sich ihre Gesichter und Hände umoperieren ließen, um so die Seiten zu wechseln – vom Täter zum Opfer.

Nach der Nase
Gerade der 1. Weltkrieg und auch der 2. Weltkrieg haben zu einer neuen gesellschaftlichen Auffassung von plastischer Chirurgie geführt. In der Zeit nach dem 2. Weltkrieg setzte die Schönheitschirurgie zum Siegeszug um den Globus an. Einerseits zeichnen dafür neue medizinische Technologien verantwortlich, andererseits kommt wiederum der „Verwandlung" eine Schlüsselrolle zu.

Das Motto lautete: jünger, dünner, weiblicher oder männlicher, vor allem aber schöner zu sein. Gerade der weibliche Körper wurde mit der Jahrhundertwende 19./20. Jahrhundert als maximal wandelbar verstanden, ohne dabei die Essenz der Weiblichkeit zu verlieren. Im Westen stehen insbesondere das Gesäß und die Brust für Erotik. Kulturell schwingt bei diesen beiden Körperteilen seit jeher die Assoziation Fortpflanzung mit.

Die erste Bauchdeckenstraffung (1899)
Bereits um die Jahrhundertwende (19./20. Jh.) standen beleibte Körper nicht länger für sozialen Erfolg, sondern wurden Bestandteil medizinischer Diagnostik (Adipositas). Insbesondere die Fettschürze bei Frauen war Rassenmerkmal und stand neben Fortpflanzung für die traditionelle Rolle der Frau als Köchin. 1899 entfernte Howard A. Kelly erstmals überschüssige Haut und Fett bei einer 129 kg schweren Patientin. Der Eingriff wurde als rekonstruktiv verstanden, der Bauchnabel wurde, wie die Brustwarzen bei Brustverkleinerungen in dieser Zeit, verworfen. Im Rassendiskurs war eine Frau mit großem Abdomen das Stereotyp einer jüdischen Frau. Kellys Patientin überlebte den Eingriff, war jedoch nicht glücklich und litt unter extremer Nervosität.

Für Kelly bedeutete dies, dass der Eingriff nur begrenzt Auswirkungen auf das Glücksempfinden seiner Patientin hatte. Der Versuch, Fettleibigkeit mit operativen Maßnahmen beizukommen, war auch ein Versuch die Psyche zu heilen. Zwischen 1886 und dem 1. Weltkrieg liegen ca. 12 dokumentierte Eingriffe dieser Art vor.

Erst 1920 gelang es Max Thorek diesen Eingriff zu revolutionieren, indem er nur unterhalb des Bauchnabels sowie von den Oberschenkeln Gewebe entfernte. Erst 1957 wird von S. Vernon die Versetzung des Bauchnabels dokumentiert, das Ergebnis aus ästhetischer Sicht kann als „schöner" beschrieben werden. Erst die Technik von Ivo Pitanguy, sollte 1967 einen weiteren Meilenstein darstellen. Der zentrale Punkt seiner Methode war ein horizontaler Hautschnitt knapp oberhalb der Schambehaarung; die Narben waren somit weniger sichtbar. Eine Unterscheidung zwischen ästhetisch und rekonstruktiv wurde nicht getroffen und erst 1971 bei einem Treffen plastisch-ästhetischer Chirurgen in Rio de Janeiro diskutiert. Heutzutage versteht man unter einer Bauchdeckenstraffung einen ästhetischen Eingriff.

Von der ersten Brustverkleinerung (1897) zur ersten Brustvergrößerung (1962)

Die Geschichte der Brust im Zeitalter der modernen ästhetischen Chirurgie beginnt mit der Brustverkleinerung um die Jahrhundertwende 18./19. Jahrhundert. Die Idealform der weiblichen Brust war klein, kompakt und rund, anstelle von (über)groß und hängend. Die mit großen Brüsten zumeist einhergehenden Rückenbeschwerden spielten eine Schlüsselrolle. Auch heute noch wird die Brustverkleinerung kaum als reine Schönheitsoperation bezeichnet, sondern eher als rekonstruktiver Eingriff verstanden.

Wie die Nase wurde die Brust zum Gegenstand von Körperstudien auf Basis des Rassendenkens und erfuhr zahlreiche Kategorisierungen. Die Unterschiede in Form und Größe wurden (wie bei der Nase) mit Charaktereigenschaften des betreffenden Individuums, also der betreffenden Rasse, in Verbindung gebracht. Form und Aussehen der Brustwarze und des Warzenhofes spielten dabei ebenso eine Rolle. Der Antropologe Hans Friedenthal [1870–1943] postulierte in einem 1927 publizierten Essay, dass die Form der Nase und der Lippen (durch das Stillen) von der Form der mütterlichen Brust abhängen würde, die Struktur der Sprache würde wiederum von Nase und Lippen bestimmt, somit eigentlich von der Brust der Mutter. Daraus folgt im Rassendiskurs, dass die Brüste schwarzer Frauen für den seltsamen Klang ihrer Sprache verantwortlich sind. Ebenso ist in den damaligen Lehrbüchern der ästhetischen Chirurgie zum Thema Brustverkleinerung von der Brust als „Rassenmerkmal" die Rede. Für Joseph war es hauptsächlich eine Unterscheidung zwischen „schwarz" und „weiß", in anderen Diskussionen hingegen wurden Unterschiede zwischen Brüsten von Europäerinnen und anderen Rassentypen herausgearbeitet, so z.B. klassische Hängebrüste bei jüdischen Frauen. Die Brust wurde überdies als das Hauptunterscheidungsmerkmal zwischen Männern und Frauen verstanden, Brüste zu haben, beschrieb das Individuum als weiblich.

Die erste „moderne" Brustverkleinerung wurde 1897 von Alfred Pousson [1853–unbekannt] durchgeführt und in Fachkreisen vom ästhetischen Standpunkt aus betrachtet als mittelmäßig kommentiert. Seine Technik war nicht gerade Narben sparend, die Beibehaltung einer natürlichen Brustform, sowie die Beibehaltung der Stillfunktion wurden zur damaligen Zeit ebenfalls sekundär gehandelt. Die Brustwarze als erogene Zone des weiblichen Körpers wurde gar nicht diskutiert. Gleichzeitig stellte Poussons Wissen um das mittelmäßige Resultat eine Art Trendwende dar – man begann sich in Fachkreisen Gedanken über bessere, ästhetischere Lösungen zu machen. Der Maßstab war klar – ein Körper möglichst ohne Narben und eine erotische Brust. Vincenz Cerny [1842–1916] war der erste, der die Brustwarze nicht verwarf und transplantierte. So wirklich wurden erst im ersten Jahrzehnt des letzten Jahrhunderts, z.B. von Hippolyte Morestin und Eugen Holländer, ästhetische Brustverkleinerungsoperationen durchgeführt.

Die erotische Funktion der Brustwarze blieb allerdings nach wie vor ohne Erwähnung. Im Jahre 1922 wurde von Max Thorek eine Methode vorgestellt, in der die Erhaltung der Brustwarze einen wesentlichen Bestandteil der Methodik darstellte. Die Brustwarze sah danach allerdings nur aus wie eine Brustwarze, die Sensibilität ging verloren. Erst Jacques Joseph schlug eine 2-Etappen-Vorgehensweise vor und löste den Mamilla-Areolakomplex (Brustwarze und Warzenhof) vom Untergrund und brachte diesen nach der Gewebeentfernung als sog. freies Hauttransplantat wieder ein. Die Technik war Narben sparend, die Brust sah in ihrer Form „natürlich" aus, die Sensibilität der Brustwarzen ging aber ebenso verloren.

Das Aufkommen des Bildes der „modernen" Frau in den 1920er Jahren stellte einen Kontrapunkt zum kulturellen Verständnis (basierend auf dem Rassendenken) großer Brüste dar. Große Brüste galten als primitiv, lebensfrohe „moderne" Frauen, die Sport betrieben, tanzten, schwimmen gingen, unterzogen sich einer Brustverkleinerungsoperation. Gerade das Bild der sportlichen Frau stand für die „moderne" Frau, die nicht im Sinne der Fortpflanzung interpretiert wurde. Ebenso war die „moderne" Frau nicht Teil einer bestimmten Rasse, ihr Körper wurde nicht nach Rassenmerkmalen verstanden. Eine verheiratete Frau mit Kindern und Ehemann hatte gewissermaßen keinen Bedarf, ihre Brüste verkleinern zu lassen, weil sie hauptsächlich die traditionelle Rolle der Frau und Mutter verkörperte. Die Brustwarzen „moderner" Frauen standen nicht für das Stillen von Babys, sondern hatten erotische Bedeutung, gleichermaßen standen die Brustwarzen bei Frauen mit großen Brüsten lediglich für das Stillen. Große Brüste wurden auch nicht selten mit Übergewicht oder großen Bäuchen, einem weiteren „Rassenmerkmal", sondern auch mit „Modernisierungsverweigerung" assoziiert.

Das Thema Brustvergrößerung ist seit jeher eng mit der Brustwiederherstellung nach Krebs verbunden. „Zu" kleine Brüste wurden bis nach dem 2. Weltkrieg nicht als signifikantes, medizinisches Problem, das auch die Psyche in Mitleidenschaft ziehen konnte, verstanden. Dies hatte vor allem mit dem eingangs beschriebenen Typus der „modernen", sportlichen Frau zu tun, der dann allerdings von einer neuen „modernen" Frau abgelöst wurde, die große, schöne, aber keine hängenden Brüste hatte. Erst in den 1950er Jahren wurden „zu" kleine Brüste als medizinisches Problem anerkannt und als belastendes Problem für die Psyche verstanden.

Silikon wurde 1953 erstmals in Form von Injektionen zur Brustvergrößerung in den Körper eingebracht, die massive Risiken mit sich brachten (Abwanderung der injizierten Substanz, Infektionen, Verhärtungen, Silikonome etc.). 1962 wurden erstmals von **Thomas Cronin** und **Frank Gerow** mit Kochsalzlösung gefüllte Silikonkissen zur Brustvergrößerung implantiert. Mittel- und langfristige Probleme wie z.B. die Verhärtung des Gewebes rund um die Implantate (Kapselfibrose) wurden anfänglich ignoriert. Das Moratorium für Silikon-Brustprothesen sorgte in den 1990er Jahren weltweit für Aufregung und führte seitens der amerikanischen Gesundheitsbehörde FDA (Food and Drug Administration) zu einem Verbot von Silikongelgefüllten Implantaten. Mit Kochsalz gefüllte Implantate durften verwendet werden, Silikongel-gefüllte Implantate hingegen nur noch bei Brustwiederherstellungen nach Brustkrebs. Erst im Dezember 2006 wurden Silikongel-gefüllte Implantate in US-Amerika von der FDA wieder zugelassen.

Heutzutage sind die neuesten Silikongel-gefüllten Implantate derart weiterentwickelt, dass es nur bei ca. 2–4% zu einer Kapselfibrose kommt. Mittlerweile leidet jede achte Frau an Brustkrebs. Eine Wiederherstellung der Brust nach Brustkrebs kann entweder mit Silikon-Implantaten oder mit körpereigenem Gewebe vorgenommen werden.

Es dauerte auch nicht lange, bis man begann, das Absinken der Brüste infolge des Alterungsprozesses als ästhetisches Problem zu interpretieren. Die sog. Brusthebung oder Straffung stellt einen weiteren ästhetischen Eingriff im Bereich der Brüste dar.

Das erste Facelift (1901) und die erste Augenlidstraffung (1906)

Der erste Versuch, Alterserscheinungen im Gesicht operativ zu korrigieren, wurde 1901 vom Deutschen **Eugen Holländer** [1867–1932] unternommen. Gemäß seinen Aufzeichnungen, hatte seine Patientin, eine polnische Aristokratin, ziemlich konkrete Vorstellungen darüber, wie Nasolabialfalten oder Mundwinkel gestrafft werden sollten. Holländer entfernte Hautstücke hinter den Ohren und am Haaransatz, im Gegensatz zu ihm selbst war seine Patientin aber zufrieden. Die nächste dokumentierte Rhytidektomie (Gesichtsstraffung) stammte aus dem Jahr 1906 vom Deutschen **Erich Lexer** [1867–1937], ihm folgte 1907 der US-Amerikaner **Charles Miller** [1880–1950], der auch Verfahren zur Augenlidstraffung entwickelte, die 1906 bekannt wurden. Lexer & Miller beschränkten sich in ihren Face-Liftings auf die Schläfen- und Ohrregion. Ab 1912 wurde diese Methode von der ersten weiblichen Schönheitschirurgin, der Französin **Suzanne Noël** [1878–1954], weiterentwickelt. 1926 publizierte Noël umfangreichere Hautentfernungen. Für mehr als 40 Jahre beschränkte sich das Facelift auf das lediglich Spannen der Gesichtshaut. Erst 1973 beschrieb **Vladimir Mitz** eine neue Methode des Facelifts: Das SMAS (Superficial Muscular Aponeurotic System) war entdeckt. Dabei handelt es sich um eine bandartige, feste Struktur, die Teilen der mimischen Muskulatur als Ursprung und Ansatz dient. Bei der zweischichtigen Operation wird zunächst die Haut vom Untergrund abgehoben, danach das SMAS eingeschnitten, seinerseits vom darunterliegenden Gewebe abgehoben, gespannt und neu verankert. Anschließend wird die Haut unter leichter Spannung wieder angelegt und der Überschuss entfernt. Der für das klassische Facelift so typische Mimikverlust gehörte somit der Vergangenheit an.

Die erste operative Geschlechtsumwandlung (1920)

Die ersten chirurgischen Eingriffe zur operativen Geschlechtsumwandlung wurden in den 1920er Jahren von **Ludwig Lévy-Lenz** [1889–1976] und **Felix Abraham** [1901–1938] am Institut für Sexualwissenschaft von **Magnus Hirschfeld** [1868–1935] entwickelt. In erster Linie wandelte man männliche Geschlechtsteile zu äußeren weiblichen Geschlechtsteilen um. Die Fortpflanzungsfähigkeit blieb dabei klarerweise unberücksichtigt, Ziel war es, den äußerlichen Anschein weiblicher Genitalien zu erwecken und, deren sexuelle Stimulierbarkeit zu garantieren. Menschen, die bei der Geburt keinem der beiden „Standardgeschlechter" klar zugeordnet werden können, dürfen in der Geschlechtschirurgie nicht ausgelassen werden. Man unterscheidet zwischen biologischen Hermaphroditismus (Zwittrigkeit, Zwittertum) und Pseudo-Hermaphroditismus (Intersexualität). Die chirurgische Rekonstruktion nicht eindeutiger Genitalien meist zu weiblichen Genitalien hat eine lange Geschichte. Statistisch gibt es auch heute noch große Schwankungen hinsichtlich der Anzahl der als Hermaphroditen geborenen Babys von 1:2.000 bis hin zu 1:10.000.

Von der ersten Fettabsaugung (1929) zur ersten modernen Fettabsaugung (1982)
Die erste dokumentierte Fettabsaugung erfolgte im Jahre 1929 durch den Franzosen Charles Dujarier, sein Versuch endete jedoch mit einer Amputation des Unterschenkels. Bis in die 1970er Jahre war die Block-Lipektomie mit Hautresektion die klassische Methode gewesen Fettablagerungen aus Gesäß, Oberschenkel und Bauch zu entfernen. Auf diese Weise wurde Fettgewebe ebenso beseitigt wie überschüssige Haut. 1968 findet man in der Literatur den Begriff „Fett abschaben, Fett kürettieren" vom US-Amerikaner Tolbert Wilkinson. 1972 folgt der Deutsche Josef Schrudde, der 1977 als erster in Langenbecks Archiven der Chirurgie die Aspirationscurette beschreibt. Um 1975 treten bereits die Italiener Arpad (Vater) und Giorgio (Sohn) Fischer in Erscheinung. Beide gelten international als Väter der modernen Fettabsaugung. 1978 folgen die Schweizer Ulrich Kesselring und Victor Meyer, sie entwerfen eine scharfkantige Kürette, die Ergebnisse werden jedoch als unbefriedigend bezeichnet. Der nächste Meilenstein erfolgte durch den Franzosen Yves Gerárd Illouz [1982], der als erster die scharfe Kanüle durch eine stumpfe Kürette ersetzte und erstmals die „Wet-Technique" (das Operationsgebiet wird mit Flüssigkeit vorbehandelt) einführte. Seine erste Publikation im Jahre 1983 beschreibt bereits 3.000 Fälle.

Die erste Gesäßstraffung in den 1970er Jahren
Ausgehend vom europäischen Kolonialismus wurde das Gesäß verschiedener Kulturen in Form und Größe beschrieben und Bestandteil im Versuch der Klassifizierung von Rassen. Die Formel lautete: je größer, desto primitiver. Es verhält sich ähnlich wie im lange beschriebenen Fall der Nase – die kulturelle Annahme war, dass die Sexualität „primitiver" Rassen ebenso „primitiv" sein musste, als Beweis wurde die körperliche Konstitution angeführt, die die „wahre" Natur, den „wahren" Charakter repräsentiere. Seit dem 16. Jahrhundert wurden Frauen aus Süd-West-Afrika mit übertrieben großen Pobacken, einem sogenannten Fettsteiß (Steatopygie) und großen, dicken Lippen dargestellt. Einerseits ein großes Gesäß, andererseits ein schmales Becken. Die Faszination des Körpers schwarzer Frauen war auch im 19. Jahrhundert ein Thema, so analysierte beispielsweise der Pionier der Sexualwissenschaft Magnus Hirschfeld [1868–1935] den Körper schwarzer Frauen in Relation zur „normalen" Körperform. Ein breiteres Becken wurde als Zeichen des „Fortschritts" interpretiert, das schmale Becken der „Primitiven" als Beweis eines niedrigeren Status in der Hierarchie der Rassen. Das üppige Gesäß wurde als Versuch der Täuschung – bereits höher entwickelt zu sein – verstanden.

Freud gab mit seinen „Drei Abhandlungen zur Sexualtheorie" (1905) weiteren Anlass, das Gesäß (vgl. anale Phase bzw. Fixierung) zu diskutieren.

Wenn es um plastisch-ästhetische Chirurgie und Pobacken geht, ist das Ziel eigentlich immer deren sexuelle Attraktivität zu steigern. Gendertechnisch unterziehen sich nahezu ausschließlich Frauen einem Gesäß-Lifting (Body-Lift). Der Brasilianer Ivo Pitanguy [1926–] entwickelte in den 1970er Jahren eine Methode des Gesäß-Liftings, die weltweit Nachahmung und Abwandlung erfuhr. Dass ein Brasilianer diese Technik entwickelte, ist nicht weiter verwunderlich, zumal die ästhetische Chirurgie in Brasilien bereits mehr als 150 Jahre Geschichte bereithält. Brasilien, mit hunderten ausgebildeten ästhetischen Chirurgen, muss neben Argentinien und Südafrika als eine der Metropolen plastisch-ästhetischer Chirurgie angeführt werden. Methoden zur Konturenverbesserung (Bauch, Bein, Po), u.a. die Fettabsaugung um lästige Fettdepots verschwinden zu lassen, gehören in Brasilien oder Argentinien fast schon zum Alltag.

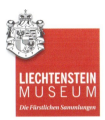

MARCANTONIO FRANCESCHINI
Die Geburt des Apollo und der Diana
1692/98

www.liechtensteinmuseum.at

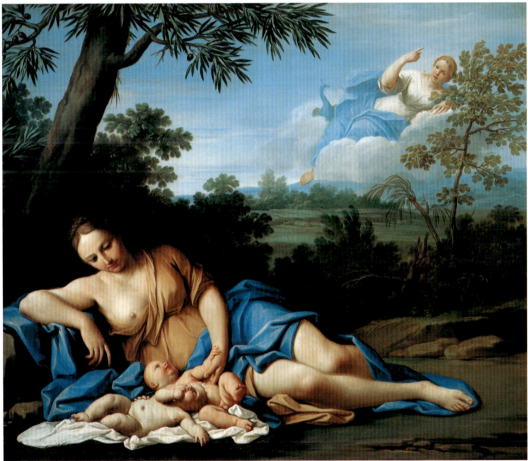

DAS LIECHTENSTEIN MUSEUM.
EIN ORT BAROCKER LEBENSLUST

Das LIECHTENSTEIN MUSEUM versteht sich als ein Ort der Lebenslust und Sinnesfreude, an dem alle Kunstgattungen gemeinsam gezeigt werden. Begleitet von erlesenen Konzerten erlebt der Besucher darüber hinaus jeden Sonntag die Symbiose aus Musikgenuss und der Jahrhunderte alten Kunstsammlung mit Meisterwerken von Rubens, Rembrandt und Van Dyck.

LIECHTENSTEIN MUSEUM. Die Fürstlichen Sammlungen. Fürstengasse 1, 1090 Wien
Tel +43 (1) 319 57 67–252, info@liechtensteinmuseum.at

PARTNER OF PRIVATE ART COLLECTIONS

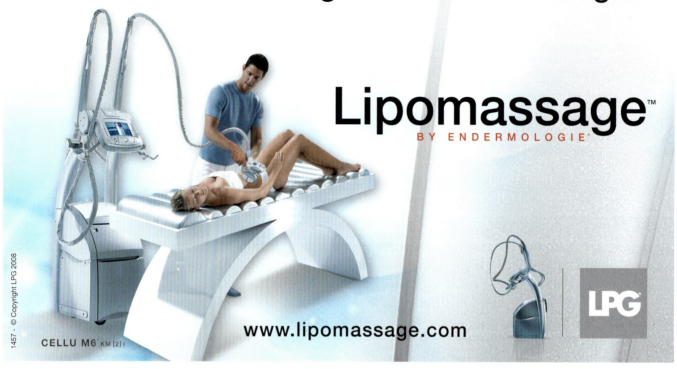
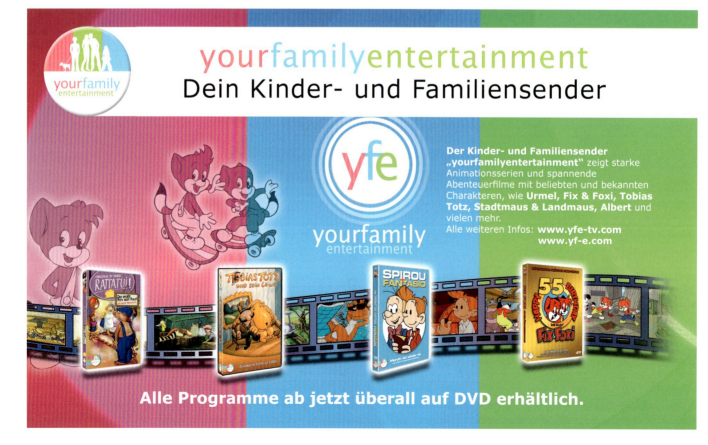

Viprolipo® VLS 3

Viprolipo® system
Für die Harmonie des Körpers und die Leichtigkeit der Verführung

Das **Viprolipo® system** mit **Lipomatic® 2** stellt eine unbestreitbare Innovation mit internationalen Patent dar. Dieses System bringt durch Vibrationen eine quantitative Infiltration und eine **Viprolipo®** Skulptur, alles in Verbindung mit einem einzigen Gerät.

Lipomatic® 2

- Verkürzung der OP-Zeit
- weniger Schmerzen
- sichtbare Reduktion der Hämatome und Echymosen
- Verbesserung der Hautqualität
- keine Freisetzung von Wärme
- eingebauter Sicherheitsmechanismus
- Behandlung von kritischen Zonen mit größter Präzision

Stradis HandelsgmbH
Silberbachweg 12
A-2011 Sierndorf
Tel/Fax: +43 2267 43091
E-Mail: office@stradis.at
Internet: www.stradis.at

STRADIS

Alles für Ihre Schönheit finden Sie in den Gelben Seiten print, auf HEROLD.at und am Handy unter www.herold.mobi.

HEROLD

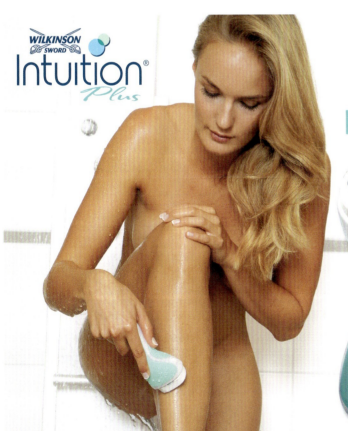

WILKINSON SWORD
Intuition® Plus

Der erste Rasierer, der **schäumt, rasiert & pflegt** in nur einem Schritt.

Gründliche Rasur
durch flexiblen Schwingkopf

Sanfte Pflege und ein angenehmes Hautgefühl durch natürliche Inhaltsstoffe

Komfortabel
durch femininen, schlanken Griff

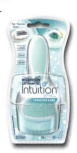

www.wilkinson-sword.com

Der kompetente Ansprechpartner in der Schönheitschirurgie

- Brustaugmentation
- Fettabsaugung
- Kompressionswäsche
- Faltenunterspritzung
- Eigenfettreinjektion
- Plasma-Laser
- u. v. m.

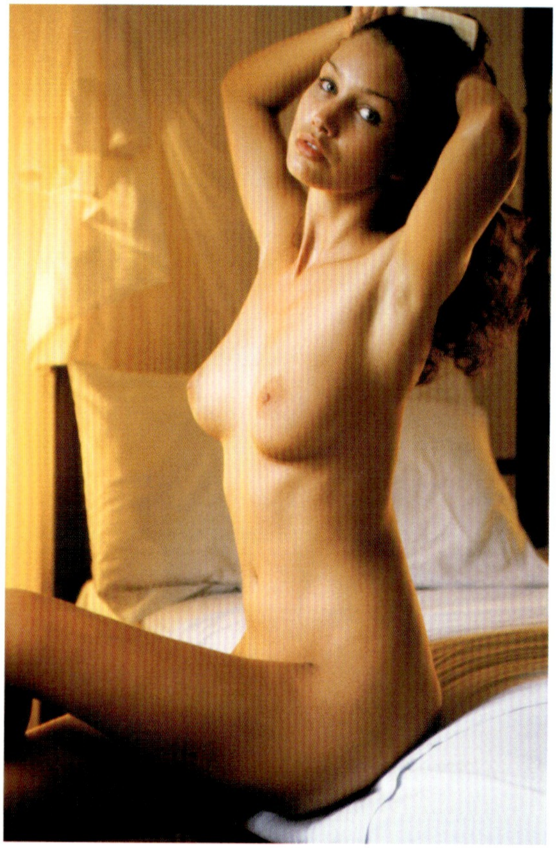

AFS MEDICAL — we do care.

Gewerbepark B17/II, Straße 1/3, 2524 Teesdorf, Österreich
Tel.: +43-(0)2253-81801-0, Fax: +43-(0)2253-81801-8
e-mail: afs@medical.at, Internet: www.medical.at

eurosilicone — BREAST AESTHETICS

INNOVITAL CE

Medizin - Produkte - Technik - Projekte

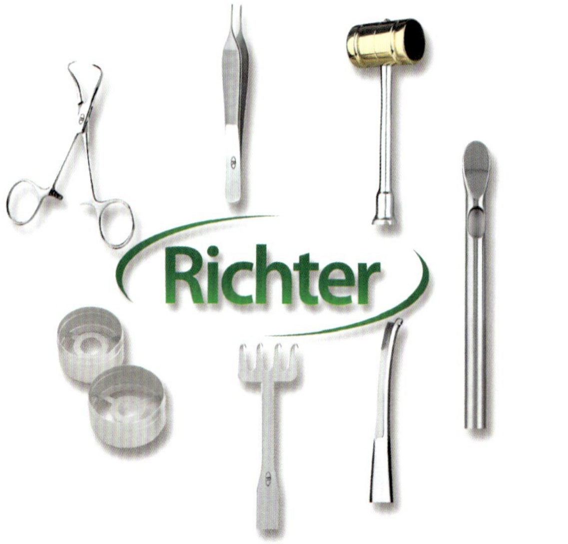

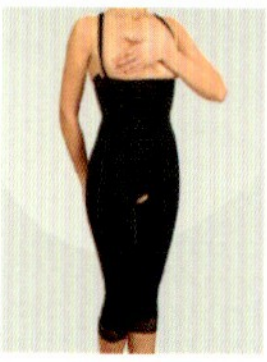

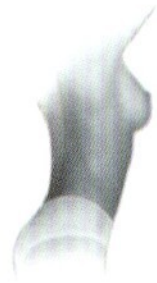

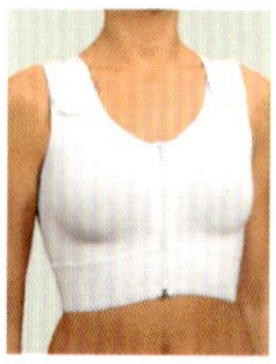

Kompressionswäsche

Chirurgische Instrumente

Silikonimplantate

medizinische Kosmetik

Richter

SEBBIN

Firma INNOVITAL
Generalvertretungen Österreich
A-3684 St. Oswald 12

T / F: +43 (0) 7415 / 728 414
M: +43 (0) 699/ 12 356 505

Büro Wien
Latschkagasse 1, Top 32
1090 Wien

T / F: +43 (0) 1/ 9 422 450
M: +43 (0) 699/ 10 695 808

www.innovital.at
Bürozeiten: täglich von 7.00 – 19.00 Uhr

Innovationen für den optimalen Behandlungserfolg - zertifiziert - FDA geprüft

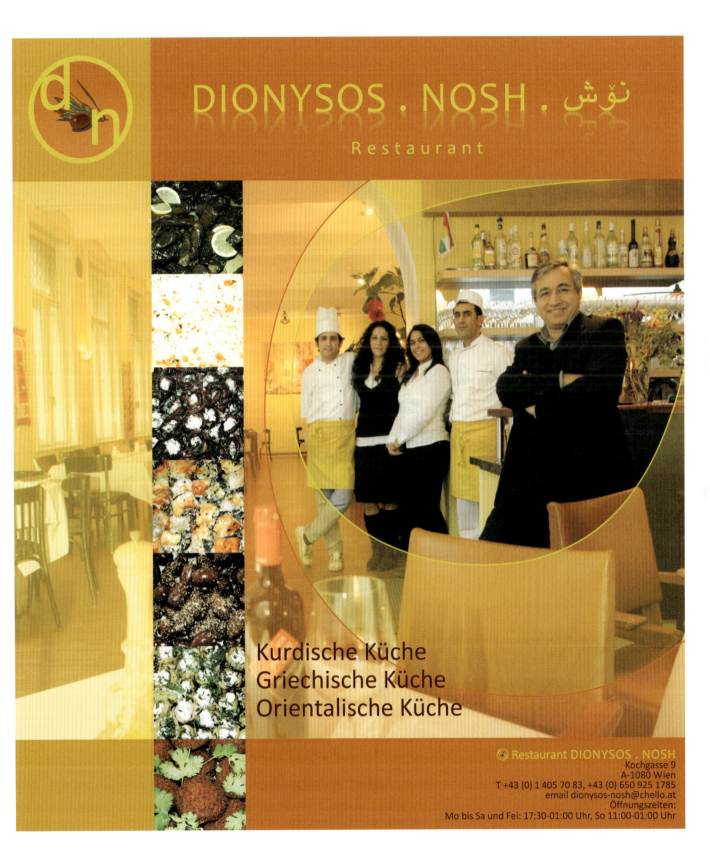

Wir bedanken uns recht herzlich bei Dr. Khabat Marouf und seinem Team! Im Zuge des Entstehungsprozesses der Enzyklopaedia Aesthetica wurden wir im Dionysos/Nosh an vielen langen Arbeitsabenden hervorragend und liebevoll verköstigt und mit WLAN ausgestattet.

XI ANHANG

GLOSSAR, OPERATIVES SPEKTRUM, ALLE BÄNDE
AUF EINEN BLICK, KONTAKT

GLOSSAR

Allgemeinanästhesie, Vollnarkose
Anästhesieform, bei welcher die Patientin tief schläft. Je nach Notwendigkeit werden außerdem ihre Reflexe unterdrückt und die Muskulatur entspannt (relaxiert). Es gibt verschiedene Varianten (Intubation, Larynxmaske, Maske etc.).

Anamnese
Erhebung der Krankengeschichte. In einem Gespräch stellt der Arzt der Patientin Fragen nach früheren oder chronischen Vorerkrankungen, Operationen und anderen Eingriffen sowie nach Medikamenten und Allergien.

Antisepsis
Maßnahmen, die zur Erzielung der Keimfreiheit notwendig sind. In der modernen Medizin wird eine Operation unter sterilen Bedingungen durchgeführt, das geschieht durch Behandlung der operierten Areale mit keimtötenden Medikamenten (Alkohol, Jod etc.).

Areola
Warzenhof; Verkleinerungsform von lat. Area – „kleiner Fleck".

Areolenasymmetrie
ungleich große Warzenhöfe. Während bei kleinen Brüsten ungleich große Warzenhöfe durchaus unbemerkt bleiben können, ist dies bei großen Brüsten meist sehr auffallend. Im Zuge einer Brustverkleinerung können asymmetrische Warzenhöfe leicht korrigiert werden.

Asymmetrie
Gegenteil von Symmetrie, Ungleichheit. Die Körperhälften eines Menschen sind nie vollständig symmetrisch.

biologisches Alter
Beim Alter eines Menschen wird unterschieden zwischen dem biografischen und dem biologischen Alter. Das biografische Alter ist die geläufige zeitliche Altersangabe, die sich nach dem Geburtsdatum errechnet, z. B. ist jemand „65 Jahre alt". Dagegen ist mit dem biologischen Alter der Zustand des Körpers gemeint, der normalerweise einem bestimmten Alter ungefähr entspricht. Für die Planung einer Operation ist natürlich das biologische Alter entscheidend.

Blutbild
medizinische Untersuchung des Blutes. Diese dient zur Vorbereitung einer Operation. Je nach Umfang der Operation und in Abhängigkeit davon, ob der Eingriff in Allgemein- oder Lokalanästhesie erfolgt, muss ein „großes" oder ein „kleines" Blutbild durchgeführt werden.

Bottoming-Out
Durchsacken der Brust. Nach Jahren kann ein Großteil der operierten Brust nach unten absacken, und es kommt zu einer Richtungsänderung der Ebene des » **MAK**. Unangenehm ist dabei, dass der obere Anteil des Dekolletés verschwindet und der MAK wie eine Stupsnase nach oben schaut.

deepithelialisieren
Operationstechnik, bei welcher ein Teil der obersten Hautschicht, der Hornhaut (» **Epidermis**), von der darunterliegenden Lederhaut (» **Dermis**) abpräpariert wird. Durch Belassen der Dermis wird die Blutversorgung der Brustwarze gesichert, eine Maßnahme, die bei fast allen modernen Techniken der Brustverkleinerung eingesetzt wird.

Depigmentation Warzenhof
Verlust von Hautpigment, Weißfärbung. Bei der Brustverkleinerung kann es sehr selten vorkommen, dass die Brustwarze aufgrund von zu starkem inneren Druck die Braunfärbung verliert.

Dermis
Mittelhaut, Lederhaut. Die Dermis enthält Kollagenfasern und elastische Fasern. Darüber hinaus sind zahlreiche Blut- und Lymphgefäße in die Lederhaut eingeflochten. Die Hautdrüsen und Haarwurzeln liegen überwiegend innerhalb der Lederhaut, und die meisten Sinnesrezeptoren der Haut befinden sich ebenfalls in dieser Schicht. Die elastischen Fasern sind für die Geschmeidigkeit und Anpassungsfähigkeit der Haut verantwortlich. Im Alter lässt diese Elastizität stark nach. Man unterscheidet in der Dermis zwei Schichten. Das Stratum papillare und das Stratum reticulare.

Dermissuspension, „innerer BH"
Die Dermissuspension zählt zu den jüngsten Fortschritten der modernen Brustchirurgie. Ein Teil des bei der Brustverkleinerung anfallenden Hautüberschusses wird nicht verworfen, sondern lediglich » **deepithelialisiert**. Das deepithelialisierte Hautstück verbleibt an der Brust und wird mit seinem unteren Rand an den Brustmuskel genäht. So entsteht eine innere Aufhängung der Brust, die ein neuerliches Absacken nach der Operation verhindern soll. Man spricht auch von einem „inneren BH".

Dog Ears, Dog-Ear-Bildung
engl.: „Hundeohren"; wird an einer Körperstelle Haut entfernt und danach die Wunde verschlossen, entsteht am Wundrand immer ein Hautüberschuss, der sich durch Bildung eines kleinen Wulstes manifestiert. Je nach Ausmaß des Überschusses und der Hautbeschaffenheit können sich solche Dog Ears entweder zurückbilden oder bestehen bleiben. Bei der Brustverkleinerung kommen Dog Ears zumeist am seitlichen und inneren Rand der T-förmigen Narbe vor. Sie können operativ durch neuerliche Hautentfernung beseitigt werden, wodurch sich die ursprüngliche Narbe etwas verlängert.

Drainage
in der Wundhöhle liegende Schläuche, die durch ein kleines Loch in der Haut herausgeleitet werden und an eine Plastikflasche mit Unterdruck angeschlossen sind. Sie dient zum kontinuierlichen Abtransport von Blut und Wundsekret. Die Drainage wird dann entfernt, wenn die Flaschen entweder leer sind oder innerhalb der letzten 24 h nichts nachgekommen ist.

Eigenfetttransplantation
freier Transfer von körpereigenem Fett. Wird seit 1990 vermehrt in der Plastischen Chirurgie eingesetzt, um Volumendefizite zu korrigieren (z. B. Augenringe, Nasolabialfalten, Lippen etc.). Wenn nach einer Brustverkleinerung ein Größenunterschied verbleibt, kann er mit einer Eigenfetttransplantation korrigiert werden.

EKG, Elektrokardiogramm
Untersuchungsmethode, bei welcher der Gesundheitszustand des Herzens geprüft wird. Es dient zur Vorbereitung einer Operation in » **Allgemeinanästhesie** oder » **Sedoanalgesie** (Kombination von Lokalanästhesie und Sedierungsmitteln).

Epidermis
Oberhaut. Sie besteht zu 90 % aus hornbildenden Zellen, sog. Keratinozyten, die von der Grenzschicht zur darunter gelegenen » **Dermis** an die Oberfläche wandern und dabei absterben. Dabei kommt es zu einer Verhornung, die für die Schutzfunktion der Haut verantwortlich ist.

freie Transplantion des MAK
Operationstechnik, bei welcher der » **MAK** zu Beginn der Operation vom Untergrund abgelöst wird und am Ende der OP als sog. freies Hauttransplantat an geeigneter Stelle wieder eingenäht wird. Heutzutage werden Techniken mit freier Transplantation des MAK nur bei übergroßen Brüsten (Gigantomastie) eingesetzt, weil die notwendige Hebestrecke zu lang ist, um gestielt arbeiten zu können.

gestielte Technik
Operationstechnik, bei welcher der » **MAK** am Brustgewebe verbleibt, nennt man „gestielte Technik". Gestielt deshalb, weil der MAK an einem Gewebestiel verbleibt und von diesem mit Blut versorgt wird. Im Wesentlichen unterscheidet man zwischen folgenden Arten der Stielung: oberer Stiel (cranialer Stiel), unterer Stiel (caudaler Stiel), innerer Stiel (medialer Stiel), äußerer Stiel (lateraler Stiel), zentraler Stiel (zentraler Stiel), kombinierter Stiel (z. B. craniomedialer, kaudolateraler Stiel etc.).

Gigantomastie
besonders große Brüste. Man spricht dann von Gigantomastie, wenn das Resektionsgewicht mehr als 1 kg / Seite beträgt. Bei besonders schwerwiegenden Fällen (sehr lange Hebestrecke des » **MAK**) ist eine » **gestielte Technik** nicht möglich, und der MAK muss frei transplantiert (» **freie Transplantation**) werden.

Hämatom
Bluterguss, Ansammlung von Blut außerhalb der Blutbahn im Gewebe. Es entsteht bei stumpfen Verletzungen (Zerplatzen kleinster Blutgefäße) oder bei Verletzung eines größeren Gefäßes.

Hautinzision
= Hautschnitt.

Histologie, histologisch
Zellkunde, die Zellkunde betreffend. Eine histologische Untersuchung dient dem Nachweis einer Gewebeart. Dabei wird eine Gewebeprobe in ganz dünne Scheiben geschnitten, mit verschiedenen Farben gefärbt und unter dem Mikroskop untersucht. Bei der Brustverkleinerung sollte das entfernte Gewebe immer histologisch entfernt werden, um eine unentdeckte Krebserkrankung ausschließen zu können.

hypertrophe Narbe
überschießende, wulstartige Narbenbildung, die innerhalb der Grenzen der Schnittführung beschränkt bleibt (Gegensatz zu » **Narbenkeloid**).

Indikationsstellung
Festlegung der Gründe, die die Durchführung einer Operation rechtfertigen. Eine Operation ist dann indiziert, wenn sie vom behandelnden Arzt als medizinisch notwendig oder gerechtfertigt erachtet wird. Man spricht von der Operationsindikation.

Infektion
Keimbesiedelung. Es gibt bakterielle, virale und Pilzinfektionen. Die Ausbreitung einer Infektion auf den ganzen Körper mit zirkulierenden Keimen im Blut nennt man Sepsis.

Intrakutannaht
Nahttechnik, bei welcher der Faden innerhalb der Haut geführt wird. In der Ästhetischen Chirurgie verwendet man Intrakutannähte, um besonders schöne und zarte Narben zu erzielen.

Invasivität
Mit der Invasivität einer Operation wird das Ausmaß des Operationsumfangs bezeichnet, also wie groß die Wundhöhle ist, wie lang der Hautschnitt ist, etc. Eine minimal-invasive OP-Technik verwendet ganz kleine Hautschnitte. So ist beispielsweise eine endoskopische Gallenblasenentfernung weniger invasiv als die klassische, weil weit weniger Haut und Muskel durchtrennt werden.

Keloid » Narbenkeloid

konservativ
im medizinischen Sprachgebrauch bedeutet konservativ nicht etwa das Gegenteil von progressiv oder modern, gemeint ist vielmehr das Gegenteil von „operativ". Eine „konservative" Therapie ist also eine Therapie, bei der nicht operiert wird. Ebenso wird bei einer „konservativen" Maßnahme nichts in den menschlichen Körper eingebracht.

Lappenplastik
Wenn lebendes Gewebe von einer Körperstelle in eine andere eingebracht wird, spricht man von einer Lappenplastik. In der Plastischen Chirurgie werden Lappenplastiken zur Deckung von Gewebedefekten und zur Rekonstruktion von Körperteilen durchgeführt.

Lungenröntgen, Thoraxröntgen
Röntgenuntersuchung der Lunge. Diese dient zur Vorbereitung einer Operation in » **Allgemeinanästhesie** oder » **Sedoanalgesie**. Sie kann bei Patientinnen unter 30 Jahren entfallen.

MAK, Mamillen-Areola-Komplex
Brustwarze (» **Mamilla**; Papilla mammae) und Warzenhof (» **Areola**).

Mamma
weibliche Brust. Die Brust der Frau besteht aus Drüsenkörper (Glandula mammaria), Fettgewebe, Bindegewebssepten und der Brustwarze (» **Mamilla**; Papilla mammae) einschließlich des Warzenhofs (» **Areola**), dem sog. » **Mammilla-Areola-Komplex (MAK)**, liegt auf dem großen Brustmuskel (» **Pectoralis major**) und erstreckt sich von der 2. bis zur 7. Rippe.

Mammaparenchym
 Brustdrüsengewebe.

Mamilla
 auch Mamille; Brustwarze; korrekte lat. Bezeichnung ist eigentlich „papilla mammaria".

Mammografie, konventionell
 Röntgenuntersuchung der Brust, die zum Aufspüren bösartiger Geschwülste der Brust dient. Die Trefferquote der konventionellen Mammografie liegt bei einer Tumorgröße ab 5 mm bei 50 %, ab 2 cm bei 80-90 %. Vor jeder Brustverkleinerung sollte eine Mammografie durchgeführt werden.

Magnet-Resonanz-Mammografie (MR-Mammografie)
 Untersuchungsmethode der Brust mittels Magnet-Resonanz-Tomografen. Die Trefferquote der MR-Mammografie für Brustkrebs liegt bei nahezu 100 %. In Österreich ist die MR-Mammografie chefarztpflichtig. Eine MR-Mammografie ist vor einer Brustverkleinerung nicht notwendig.

Mepiformpflaster
 mit Silikon beschichtetes Pflaster, das zur Behandlung von » **hypertrophen Narben** und » **Narbenkeloiden** verwendet wird.

Mikrokalk
 Begriff aus der Röntgenkunde. Brustkrebs lässt sich am Röntgenbild oft anhand von kleinen Kalkstippchen diagnostizieren, der im Fachjargon als Mikrokalk bezeichnet wird. Die nach einer Brustverkleinerung häufig verbleibenden Verkalkungen unterscheiden sich radiologisch deutlich von Mikrokalk, es sollte also zu keinen Verwechslungen kommen.

Narbendehiszenz
 Auseinanderweichen einer Narbe. Narbendehiszenz entsteht bei schwachem Bindegewebe, deshalb weichen die Wundränder auseinander, und es entsteht die typische verbreiterte, oft auch eingesunkene, dehiszente Narbe. Auch bei großer Spannung an den Wundrändern kann es zu verbreiterten Narben kommen. Funktionell ist die Narbendehiszens das anatomische Gegenteil des » **Narbenkeloids** (die Narbe ist verdickt).

Nervi intercostales
Zwischenrippennerven. Von der 2.–5. Rippe ausgehend geben sie aufsteigende Äste ab (sog. mediale und laterale Perforatoren) und versorgen die Brust und insbesondere den » **MAK** sensibel.

Nervi supraclaviculares
Nervenäste des » **Plexus cervicalis**, die von der Schlüsselbeinregion senkrecht nach unten ziehen und die oberen Quadranten der Brust sensibel versorgen.

Narbenkeloid
verstärktes Narbenwachstum, das per definitionem die Grenzen der Schnittführung überschreitet. Gegensatz zu » **hypertropher Narbe**, die zwar verdickt und wulstig sein kann, jedoch nicht größer als die Hautnarbe ist.

Nekrose
örtlich begrenzter Gewebetod. Eine Hautnekrose bezeichnet ein abgestorbenes Hautareal, eine Gewebenekrose bezeichnet abgestorbenes Gewebe. Die Hautnekrose kommt dann vor, wenn die Haut unter zu starker Spannung vernäht wird. Gewebenekrosen kommen dann vor, wenn die Blutversorgung des verbleibenden Gewebes unzureichend ist.

Ölzyste
mit Fetttröpfchen angefülltes zystisches Lipom. Wenn im Rahmen einer Brustverkleinerung die Blutversorgung unzureichend ist, stirbt ein Teil des Fettgewebes ab. Im Zuge des Zelltods kann es zur Bildung von Ölzysten kommen, die vom Körper nicht immer abgebaut werden. Ölzysten können spürbar sein, sind allerdings ungefährlich.

OP-Freigabe, Operationsfreigabe
vom Internisten oder Allgemeinmediziner durchgeführte Untersuchung, um die körperliche Eignung der Patientin für die Operation zu prüfen. Die OP-Freigabe wird nach Durchführung von »**Lungenröntgen**, Blutuntersuchung (» **Blutbild**) und » **EKG** ausgestellt.

Östrogen
wichtiges weibliches Sexualhormon, das hauptsächlich in den Eierstöcken gebildet wird. Im Rahmen der Schwangerschaft wird vermehrt Östrogen gebildet, weshalb die Brust größer wird. Auch im Hoden des Mannes wird in geringen Mengen Östrogen gebildet.

pathologisch
krankhaft (verändert). Ein Organ funktioniert pathologisch, wenn es nicht oder schlecht arbeitet. Ein Befund ist pathologisch, wenn er auf eine krankhafte Veränderung hinweist.

Pectoralis major, Pectoralis minor
großer und kleiner Brustmuskel. Die weibliche Brust liegt auf dem Pectoralis major, dem großen Brustmuskel. Der Pectoralis minor liegt unter dem Pectoralis major und ist deutlich kleiner.

physiologisch
die Lebensvorgänge im Organismus betreffend. Im medizinischen Sprachgebrauch wird physiologisch aber im Sinne von gesund und normal funktionierend verwendet. Physiologische Laborwerte bedeuten, dass die Befunde in Ordnung sind, ein Organ funktioniert physiologisch, wenn es gesund ist, Gegensatz zu » **pathologisch** (krankhaft).

Plexus cervicalis
Halsnervengeflecht. Äste des Plexus cervicalis (Nervi supraclaviculares) ziehen senkrecht nach unten und versorgen die oberen Quadranten der Brust sensibel.

Prädisposition
genetische Veranlagung; wenn man für eine Krankheit prädisponiert ist, erhöht sich die Wahrscheinlichkeit, an ihr zu erkranken.

Prolactin
Prolactin (PRL) auch laktotropes Hormon (LTH) oder Laktotropin genannt, ist ein Hormon, das im Hypophysenvorderlappen gebildet wird. Es ist v. a. für das Wachstum der Brustdrüse im Verlauf der Schwangerschaft und für die Milchsekretion (Laktation) während der Stillzeit verantwortlich.

Prophylaxe
vorbeugende Maßnahme, Vorbeugung.

p.s.-Heilung
steht für „per secundam-Heilung" (sekundäre Wundheilung). Eine Wunde heilt unter anderem dann p.s., wenn eine » **Infektion** vorliegt, die Haut der Wundränder geschädigt ist, die Wundränder unter zu starker Spannung stehen oder wenn es unmöglich ist, die Wunde zu verschließen. Die Narben werden zumeist breit und auffällig.

Ptose
Absenkung, Abschlaffung. Eine Brust wird als ptotisch bezeichnet, wenn sie hängt. Unter Mammaptose versteht man also einen Hängebusen.

Quadranten
Die weibliche Brust wird in vier Abschnitte unterteilt, die als Quadranten bezeichnet werden. Man unterscheidet zwischen dem oberen inneren Quadranten, dem oberen äußeren Quadranten, dem unteren inneren Quadranten und dem unteren äußeren Quadranten.

Quadranten-Hypoplasie, -Aplasie
Es gibt angeborene Fehlbildungen, bei welchen ein oder mehrere » **Quadranten** nur teilweise ausgebildet sind (Quadranten-Hypoplasie) oder aber vollständig fehlen (Quadranten-Aplasie).

Raffnaht
» **Tabaksbeutelnaht**.

Reduktionsplastik
Verkleinerungsoperation der weiblichen Brust; Brustverkleinerung.

Rekonvaleszenz
Genesung, Genesungszeit.

Resorption
wenn Flüssigkeit, die frei im Gewebe liegt, durch die Gefäßwände hindurch in den Blut- oder Lymphkreislauf gelangt und auf diese Weise abtransportiert wird.

Rezidiv
Ein Rezidiv ist das Wiederauftreten einer Erkrankung (Rückfall) oder einer krankhaften Veränderung nach völliger Symptomfreiheit.

Sedoanalgesie
Dämmerschlaf; Narkoseform, bei welcher der Patient nicht intubiert wird und selbstständig atmet. Durch Gabe von schmerzausschaltenden Medikamenten wird das Operieren möglich gemacht.

Sensibilitätsstörung
Im Zuge einer Brustverkleinerung ist das Durchtrennen einiger sensibler Hautnerven unvermeidlich. Im Normalfall sprossen aus der Umgebung sensible Nervenfasern in das operierte Areal ein, und die Sensibilität kehrt zurück. Sensibilitätsstörungen im Bereich des » MAK entstehen durch die Durchtrennung der aufsteigenden Äste der Zwischenrippennerven (» **Nervi intercostales**), die in Abhängigkeit der eingesetzten Technik im unterschiedlichen Ausmaß geschont werden können. Sensibilitätsstörungen des MAKs sind bei ausgedehnten Brustverkleinerungen oft nicht reversibel.

Serom, Serombildung
Ansammlung von Lymphflüssigkeit und Wundsekret außerhalb der Gefäße, die im Gegensatz zum Ödem zur Entstehung eines flüssigkeitsgefüllten Raums führt.

Stiel, Gewebestiel
» gestielte Techniken.

Stillfähigkeit
Bei der Brustverkleinerung wird Brustgewebe durchtrennt und es kommt zu Verletzungen des Drüsengewebes. Bei umfangreichen Operationen sowie bei mangelnder Blutversorgung kann es zu Vernarbungen des Drüsengewebes kommen, dies kann eine Beeinträchtigung der Stillfähigkeit zur Folge haben. Deshalb sollte bei jüngeren Patientinnen mit noch nicht abgeschlossener Familienplanung darauf geachtet werden, eine geeignete Technik zu verwenden.

Stütz-BH
Büstenhalter, ähnlich einem Sport-BH, mit breiten Trägern und straffem Gurt, der nach einer Brustverkleinerung für etwa vier Wochen Tag und Nacht getragen werden soll.

subkutan
unter der Haut gelegen.

Submammärfalte
Die Submammärfalte ist die medizinische Bezeichnung für die Unterbrustfalte (sub = unter, mamma = Brust).

Tabaksbeutelnaht
auch Raffnaht genannt. Bei narbensparenden Techniken kommt es vor, dass die den » **MAK** umgebende Haut unter teils beträchtlicher Spannung mit ihm vernäht wird. Um eine Narbendehiszenz bzw. eine Vergrößerung des MAK zu vermeiden, kann die ihn umgebende Haut mit einer Tabaksbeutelnaht zusammengezogen werden. Dadurch wird die Spannung vom Wundrand auf die umgebende Haut verlegt. Sie wird deshalb als Tabaksbeutelnaht bezeichnet, weil sie wie die Öffnung eines Tabakbeutels zusammengezogen wird.

Trauma
kommt aus dem Griechischen und bedeutet „Wunde". Wird in der Medizin für „Verletzung" verwendet. Oft auch für die Folgen einer Gewalteinwirkung eingesetzt.

traumatisch
verletzend, » **Trauma**.

Wundheilungsstörung
Ausbleiben der primären (= sofortigen) Wundheilung. Es gibt viele verschiedene Ursachen, die das primäre Abheilen einer Operationswunde verzögern oder verhindern. Dazu gehören » **Infektionen** (Bakterienbesiedelung), schlechte Durchblutung der Wundränder infolge zu großer Hautspannung etc.

Z-Plastik
in der Plastischen Chirurgie sehr häufig verwendete Technik zur Umlegung von Spannungsverhältnissen der Haut nach Operationen. Dabei werden zwei dreiecksförmige Hautzipfel gebildet und gegeneinander rotiert. Es resultiert eine z-förmige Narbe, die die Hautspannung auf mehrere Vektoren aufteilt und so das Auftreten » **hypertropher Narben** weitgehend verhindert.

OPERATIVES SPEKTRUM
UNIV.-PROF. DR. EDVIN R. TURKOF

Ästhetische Chirurgie

GESICHT
- **Korrektur des alternden Gesichts**
  Stirn-Lift, Midface-Lift, Wangen-Lift, Hals-Lift, kombinierte Eingriffe
- **Augen**
  Korrektur der Oberlider, Korrektur der Unterlider,
  Korrektur abgesunkener Augenbrauen, Korrektur der Tränensäcke,
  Korrektur der Augenringe, kombinierte Eingriffe
- **Ohren**
  Korrektur abstehender Ohren, Korrektur abstehender Ohrläppchen,
  Korrektur angeborener Fehlbildungen
- **Nase**
  ästhetische und funktionelle Korrekturen
- **Kinn**
  Korrektur des fliehenden und des vorstehenden Kinns
- **Lippen**
  Lippenvergrößerung und Korrektur von Asymmetrien

BRUST
- Vergrößerung
- Verkleinerung
- Straffung (Hebung)
- Korrektur angeborener Fehlbildungen
- Gynäkomastie (Brustbildung beim Mann)

STRAFFUNGEN
- Bauchdecke
- Oberschenkel
- Oberarme
- Body-Lift (Gesäß, Hüfte & Bauch)

FETTABSAUGUNG (LIPOSUCTION)
- an allen Körperregionen möglich

FALTENBEHANDLUNG
- Botox
- Eigenfettunterspritzungen
- Peelings
- Filler

Rekonstruktive Chirurgie

- Wiederherstellung der weiblichen Brust nach Krebsoperation
- Wiederherstellung der für die Erektion verantwortlichen Nerven nach radikaler Prostataoperation
- Narbenkorrektur
- Defektdeckungen nach Verletzungen
- Korrekturen von Verbrennungsnarben
- Lappenplastiken

Mikrochirurgie

- Intraoperative Elektroneurodiagnostik
- Freie, mikrochirurgische Lappenplastiken
- Lymphgefäßtransplantation und Lymphgefäßtransfer zur Korrektur von sekundären Lymphödemen
- Wiederherstellung von Nervendefekten mit mikrochirurgischer Nerventransplantation
- Mikrochirurgische Gefäßnähte und Gefäßrekonstruktionen

Handchirurgie

- Korrektur angeborener Fehlbildungen
- Kompressionssyndrome
- Verletzungen

Chirurgie der peripheren Nerven

- Diabetische Neuropathie
- Engpasssyndrome
- Chronische Schmerzen

ALLE BÄNDE
AUF EINEN BLICK

- **FETTABSAUGUNG**
  BAND 1 / ISBN 978-3-85175-896-2

- **BRUSTVERGRÖSSERUNG**
  BAND 2 / ISBN 978-3-85175-890-0

- **AUGENLIDKORREKTUR**
  BAND 3 / ISBN 978-3-85175-887-0

- **NASEN- UND KINNKORREKTUR**
  BAND 4 / ISBN 978-3-85175-888-7

- **GYNÄKOMASTIE**
  BAND 5 / ISBN 978-3-85175-893-1

- **SCHAMLIPPENKORREKTUR**
  BAND 6 / ISBN 978-3-85175-897-9

- **FACE-LIFTING**
  BAND 7 / ISBN 978-3-85175-886-3

- **BAUCHDECKENSTRAFFUNG & BODYLIFT**
  BAND 8 / ISBN 978-3-85175-895-5

- **EIGENFETT, BOTOX & FILLER**
  BAND 9 / ISBN 978-3-85175-898-6

- **OHRKORREKTUR**
  BAND 10 / ISBN 978-3-85175-889-4

- **BRUSTSTRAFFUNG**
  BAND 11 / ISBN 978-3-85175-892-4

- **BRUSTVERKLEINERUNG**
  BAND 12 / ISBN 978-3-85175-891-7

- **OBERARMSTRAFFUNG & OBERSCHENKELSTRAFFUNG***
  BAND 13 / ISBN 978-3-85175-894-8

* Erscheinung bis Frühjahr 2011

KONTAKT

Ordination Univ.-Prof. Dr. Edvin Turkof
Rahlgasse 1
A-1060 Wien

Terminvereinbarung & Information
Montag bis Freitag von 9.00 bis 19.00 Uhr

TEL.: +43 (01) 587 00 00
MAIL: dr.edvin@turkof.com
WEB: www.turkof.com
www.enzyklopaedia-aesthetica.com